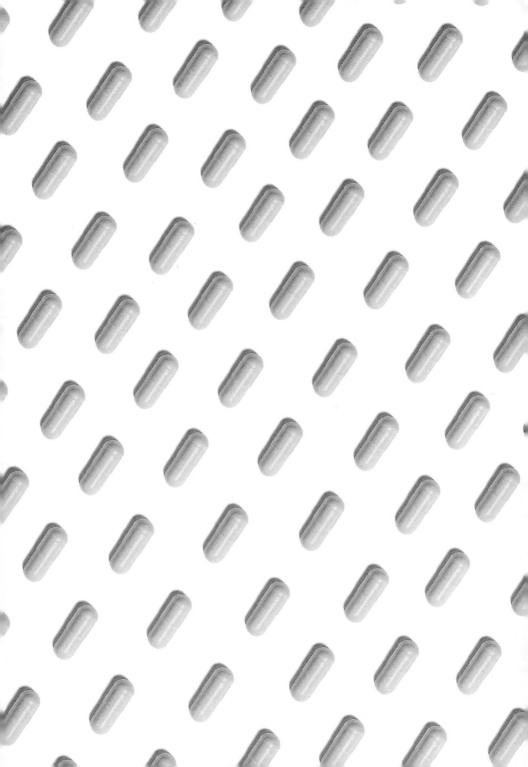

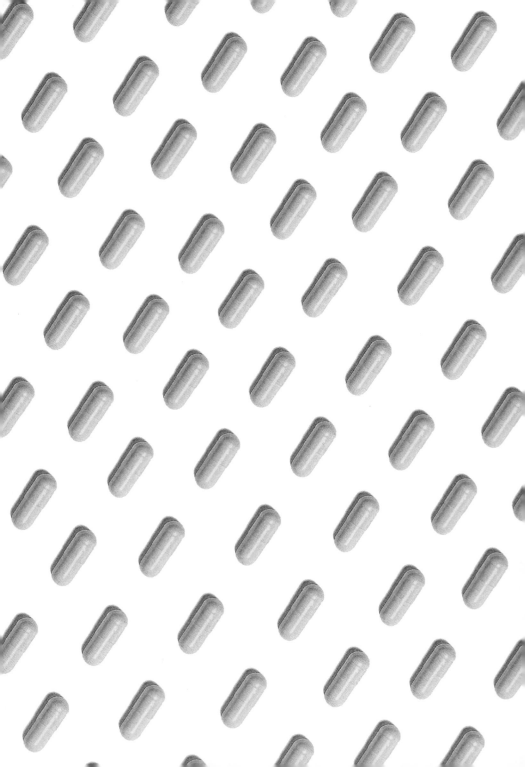

약
빨

현직 의사가 들려주는 약의 세계

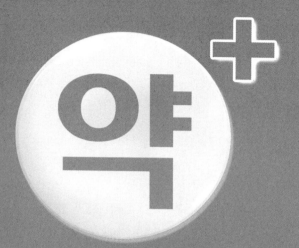

약

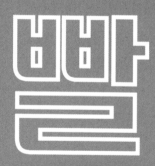

뽈

곽경훈 지음

마르코폴로

차례

프롤로그

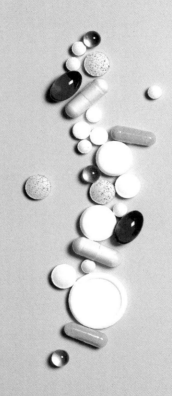

1.

응급실은 시끄럽고 산만하면서 동시에 긴장이 넘치는 공간이다. 입술이 터지고 코가 뭉개진 주정뱅이가 소리치는 곁에는 손에 붕대를 감은 중년여성이 의자에 앉아있다. 킥보드를 타다가 넘어져 발목을 접지른 환자는 휠체어를 타고 X-ray 순서를 기다린다. 그런 환자들로 가득한 '경증환자 구역'을 지나면 침대들이 규칙적인 대열을 이룬 '일반환자 구역'이 나타난다. 그 침대들의 주인은 어지러움을 호소하는 환자, 고통에 잔뜩 찌푸린 얼굴로 옆구리를 부여잡은 요로결석 환자, 장염 증상을 호소하는 환자, 충수염으로 진단받고 수술을 초조하게 기다리는 환자가 대부분이다. 그 다음에는 '중환자 구역'이다. 그 구역에 접어들면 공기가 바뀐다. 환자와 보호자가 대화를 나누는 웅성거림이 사라지고 비명과 신음도 거의 들리지 않는다. 의식 없는 환자가 많고 의식이 명료한 경우에도 소리치거나 움직일 기력이 없다. 몇몇 환자에게는 인공호흡기가 달려있어 그 기계가 산소를 불어넣는 규칙적인 소리가 거의 유일한 소음이다.

"선생님, 부탁드릴 것이 있습니다."

인공호흡기의 설정을 조절하던 내게 보호자가 다가와 조심스레 말했다. 환자는 나이가 많고 당뇨병과 뇌경색을 앓았으며 폐렴이 발생한 경우였다. 거기에 점차 패혈증(sepsis, 감염이 특정 장기에 국한하지 않고 몸 전체에 퍼져 다양한 장기가 손상되는 질환)으로 악화하고 있어 회복할 가능성이 크지 않았다. 그러니 보호자가 의료진에게 부탁하는 내용은 '최선을 다해주세요', '환자가 꼭 일어날 수 있게 해주세요' 같은 범위를 넘지 않을 가능성이 컸다. 그런데 그때 보호자의 부탁은 달랐다.

"폐렴으로 인한 패혈증이라고 들어서요. 그래서 고용량 비타민C를 투여할 것을 부탁드립니다."

고용량 비타민C라니... 예상하지 못한 요구였지만 당황하지 않았다. 가끔씩 마주하는 부탁이기 때문이다. 다만 이전에 고용량 비타민C를 부탁한 환자는 편도염, 인후염, 세균성 장염 같은 질환에 해당했다. 패혈증 환자의 보호자가 고용량 비타민C를 요구하는 경우는 처음이었다.

"어차피 항생제도 미봉책에 불과하지 않습니까? 항생제는 도와줄 뿐이고 인체가 스스로 회복하여 세균을 물리쳐야 하지 않습니까? 고용량 비타민C를 투여하면 면역력이 강해져서 인체가 세균을 물리칠 수 있다고 들었습니다. 그러니 꼭 부탁드립니다."

고용량 비타민C가 아주 해로운 물질은 아니니 보호자의 부탁을 수용해도 별다른 문제가 없을 것이란 생각이 떠올랐다. 보호자의 요구를 수용하지 않았다가 환자가 사망하면 원망이 가득한 불만을 마주하지 않을까 걱정되기도 했다. 하지만 고용량 비타민C의 투여는 확립되지 않은 치료법이다. 더구나 면역력을 운운하는 주장은 고상하게 표현하면 '유사의료업자', 거칠게 말하면 '돌팔이'가 사용하는 논리다. 그러니 무턱대고 보호자의 요구를 수용할 수 없었다. 그런 요구를 수용하면 오히려 한층 많은 문제가 발생할 수 있어 망설이지 않고 대답했다.

"고용량 비타민C의 투여는 패혈증에 도움이 되지 않습니다. 인터넷과 몇몇 무책임한 언론이 그런 이야기를 퍼뜨리지만 객관적인 근거가 없습니다. 환자를 걱정하는 마음은 충분히 알겠습니다만 안타깝게도 그런 요구는 수용할 수 없습니다."

단호한 태도에 질렸는지 보호자는 더 이상 '고용량 비타민C'란 단어를 입에 올리지 않았다. 그렇지만 그 후에도 종종 비타민C를 요구하는 환자와 보호자를 마주했다. 요즘도 마찬가지다. 특히 코로나19 대유행을 맞이하며 그런 사례가 한층 많아졌다. 심지어 '비타민C가 있는데 왜 백신을 맞아야 하느냐?', '백신은 심각한 부작용만 있고 효과는 낮은 반면에 비타민C는 효과는 좋으면서 부작용은 없지 않으냐?' 같은 항의도 경험했다. 적지 않은 사람이 비타민C를 '기적의 치료제'라 여기는 것 같다.

물론 비타민C가 '기적의 치료제'로 작용하는 질환도 분명히 있다.

2.

　"병마는 차갑고 매서운 바닷바람을 타고 도착하여 긴 항해에 지친 사람들을 공격했다. 온몸의 통증, 특히 하반신에서 도드라진 통증으로 시작해서 곧 잇몸이 짓무르고 그에 따라 치아가 흔들려 음식을 씹지 못하게 된다. 그때부터는 액체만 겨우 삼킬 수 있었으며 갑작스레 죽음이 찾아왔다. 심지어 대화 중에 쓰러져 죽음을 맞이하기도 했다. 그래도 모두 고해와 종부성사(병자성사)를 마치고 죽음을 맞이했다. 어떤 치료도 그들에게 효과가 없었다. 다만 성모 마리아의 은총에 힘입어 몇몇은 배가 해변에 도착할 때까지 살아남을 수 있었다. 그리하여 해변에 도착하여 죽은 자를 땅에 묻을 때, 한 선원이 원주민이 먹는 선인장 열매를 발견했다. 선원도 같은 병마에 시달리고 있었는데 그 열매를 먹자 증상이 호전했다. 그래서 그는 동료들과 함께 선인장 열매를 더 구하여 배로 가져왔다. 그리고 그 열매를 먹자 살아남은 사람은 모두 병마에서 회복했다."

　윗글은 17세기 초반 캘리포니아 지역을 탐사한 스페인 탐험대가 남긴 기록이다. 다만 당시에 캘리포니아는 '미지의 지역'에 해당했으나 윗글에서 묘사한 증상은 '미지의 질병'이 아니었다. 근육통과 비슷한 전신통증으로 시작해서 잇몸이 부어 짓무르며 다리에 부종과 궤양이 발생하고 심각한 쇠약에 시달리다가 갑작스레 죽음을 맞이하는 질병은 고대 이집트 시대에 작성된 에베루스 파피루스(Eberus Papyrus, 기원전 1550년대로 추정되는 인류 최초의 의학문서)에도 등장한다. 그뿐만 아니라 히포크라테스 같은 고대의 대가와 이븐 시나 같은 중세의 의학자도 해당 질병을 기록하고 언급했다. 하지만 큰 관심을 얻지 못했다. 발진 티푸스, 말라리아처럼 곤충이 옮기는 질병도 아니었고 천연두 같은 소아전염병도 아니며 독감과 페스트처럼 공동체 전체를 파괴하는 질병도 아니었기 때문이다. 아예 전염병이 아니었으며 치료법도 간단했다. 양파를 포함해서 채소를 충분히 섭취하는 것만으로 간단히 나을 수 있어 감옥에 갇힌 죄수만 아니라면 사회의 가장 밑바닥에 있는 사람도 좀처럼 걸리지 않는 질병이었다.

　하지만 16세기에 접어들며 상황이 달라졌다. 정확히 말하면 스페인과 포르투갈이 이베리아 반도에서 이슬람 세력을 몰아내고 영토를 수복한 후부터 달라지기 시작했다. 이교도 침략자를 몰아내고 통일을 완수했지만 두 국가의 미래는 밝지 않았다. 확장할 공간이 여의치 않았기 때문이다. 피레네 산맥 너머에는 프랑스가 버티고 있었다. 지중해도 마찬가지였다. 베네치아와 제노바 같은 이탈리아의 해양국가를 무시할 수 없었고 그들을 꺾어도 이집트, 팔레스타인, 아나톨리아 반도, 발칸 반도를 지배하는 막강한 오스만 제국이 있었다. 그래서 스페인과 포르투갈, 두 국가는 대서양으로 눈을 돌렸다. 포르투갈은 아프리카 해안을 타고 남하하여 인도로 가는 새로운 항로, 오스만 제국이 장악한 육로 대신 '향료무역'이 가능한 새로운 무역로를 찾아내려 노력했다. 스페인은 한층 대담했다. 대서양을 횡단해서 지금까지 전혀 알려지지 않은 '미지의 땅'으로 향했다. 그리하여 '대항해시대'의 막이 올랐다. 바르톨로뮤 디아스, 바스코 다 가마 같은 포르투갈의 위대한 텀험가는 아프리카 최남단의 희망봉을 돌아 인도에 도달했다. 그러면서 노예부터 후추와 같은 향료까지 무역을 독점하여 엄청난 이익을 올렸다. 한층 대담한 방법을 선택한 스페인의 성과는 훨씬 대단했다. 인도로 향하는 항로는 찾지 못했지만 대신 새로운 대륙을 발견했다. 콜럼버스가 첫발을 디딘 서인도제도에는 안타깝게도 금과 은이 많지 않았지만 담배와 사탕수수가 막대한 이익을 안겨주었다. 아메리카 대륙 본토에서는 진짜 은광을 찾아서 날마다 신대륙의 은을 실은 보물선이 스페인에 도착했다.

그렇지만 모든 일에는 빛과 그림자가 존재하는 법이다. 물론 그런 일을 모두 살펴볼 의도는 아니다. 신대륙의 은이 대량 유입되면서 발생한 인플레이션, 신대륙의 보물이 가져다준 이익에만 집중하여 영국과 네덜란드 같은 신흥국가에 주도권을 빼앗기게 된 사연, 지나치게 커진 식민지를 제대로 통치하지 못하며 생긴 균열, 이런 문제는 여기서 다루지 않는다. 이 책의 주제는 '의학'이니까. 여기서는 대항해시대와 함께 새롭게 힘을 얻은 질병에 집중한다. 이미 눈치챈 사람도 있겠지만 그 질병은 바로 '괴혈병(Scurvy)'이다.

스페인 탐험대가 남긴 기록처럼 괴혈병은 극심한 피로와 함께 잇몸이 짓무르는 것으로 시작한다. 온몸에 심한 근육통이 생기고 치아가 빠지며 다리에 궤양이 발생한다. 그리고는 힘없이 누워있다가 죽음을 맞이한다. 널리 알려진 것처럼 원인은 비타민C의 부족이다. 비타민C는 신선한 과일과 채소에서 쉽게 얻을 수 있다. 흔히 떠올리는 감귤류뿐만 아니라 감자와 양파에도 풍부하다. 그래서 일반적으로는 가난한 사람도 잘 걸리지 않는다. 또, 중세 시대에는 선원들도 거의 걸리지 않았다. 중세의 항해는 북해, 발트해, 지중해를 벗어나지 못했기 때문이다. 망망대해를 떠도는 일은 거의 없어서 손쉽게 신선한 식량을 보충할 수 있었다. 그러나 앞서 말한 것처럼 대항해시대가 시작하면서 상황이 달라졌다. 대서양을 가로질러 신대륙으로 향하는 항해, 아프리카 해안을 따라 희망봉을 돌아 인도양에 도달하는 항해, 모두 이전과 비교하면 엄청나게 긴 시간이 필요했을 뿐만 아니라 도

중에 신선한 식량을 보충하기 어려웠다. 몇 번에 걸쳐 구워 딱딱하게 만든 빵, 소금에 절인 고기, 소금에 절여 말린 생선이 식량의 대부분을 차지했다. 신선한 식품도 조금 실었지만 1-2주 내에 바닥났다. 그러면 선원들은 '탄수화물로 만든 벽돌'에 가까운 딱딱한 빵을 부순 다음 반쯤 상해서 역한 냄새를 풍기는 고기와 함께 그날 배급받은 흐릿한 녹색 빛깔의 물에 섞어 끓였다. 간부들에게는 기분전환을 위해 셰리 같은 주정강화 와인을, 선원들에게는 값싼 럼 혹은 진을 배급했다. (술과 섞지 않으면 오래된 물을 마시기 어렵다.) 그런 식단에는 비타민C가 매우 부족했고 괴혈병은 위세를 떨쳤다. 처음에는 스페인과 포르투갈, 다음에는 영국과 네덜란드의 탐험가, 해군, 선원 그리고 해적이 괴혈병의 공포에 떨어야 했다.

다행히 인류는 직관적으로 괴혈병의 치료법을 알고 있었다. 신선한 야채를 섭취하는 것, 그것만으로도 손쉽게 치료할 수 있었다. 물론 긴 항해에서 신선한 야채를 섭취하는 것은 쉽지 않았다. 냉동과 냉장이 보편화한 오늘날에는 문제라고 부를 수도 없지만 19세기 초중반까지도 괴혈병은 골칫거리였다. 그래도 선원들은 직관과 경험을 통해 어느 정도 문제를 해결했다. 가끔씩은 레몬시럽 ─ 레몬에는 비타민C가 많으나 시럽을 만드는 가열과정에서 대부분이 파괴된다 ─ 같은 엉뚱한 해결책을 사용하기도 했으나 임기

응변을 통해 그럭저럭 문제를 해결했다. 다만 정확한 원인을 밝히지 못했다. 어차피 그들은 문제의 현실적 해결에만 관심이 있을 뿐, 근원을 찾아내고 본질적으로 해결하는 것에는 무심했기 때문이다.

그리하여 비타민C의 발견과 괴혈병의 규명을 위해서는 20세기까지 기다려야 했다.

3.

1912년 영국의 생화학자인 프레드릭 홉킨스(Sir Frederick Gowland Hopkins 1861-1947)는 흥미로운 실험을 진행했다. 쥐에게 단백질, 지방, 탄수화물, 소금만 먹이로 제공한 것이다. 그러니까 별도의 과정을 통해서 다른 물질을 제거한 순수한 형태의 단백질, 지방, 탄수화물, 소금만 제공했다. 그러자 갑자기 쥐의 성장이 멈추었다. 그리고 그런 쥐에게 신선한 우유를 함께 제공하자 다시 성장을 시작했다. 획기적인 발견이었다. 그전까지는 단백질, 지방, 탄수화물, 소금 같은 물질만 충분히 공급하면 생명체의 성장과 생존에 문제가 없다고 생각했기 때문이다. 비슷한 시기에 카지미르 풍크(Casimir Funk, 1884-1967)도 괴혈병, 펠라그라(pellagra), 각기병(beriberi) 같은 질병을 연구하여 단백질, 지방, 탄수화물에 포함되지 않은, 기존에 알려지지 않은 영양소의 결핍이 해당 질병의 원인이라 주장했다. 그러면서 이 미지의 영양소를 비타민(Vitamin)이라 부르기 시작했다.

의학의 다른 분야와 마찬가지로 20세기가 무르익으면서 비타민과 관련한 연구에도 획기적인 진전을 거듭했다. 비타민은 다양하며 크게 지방에 녹는 성분과 물에 녹는 성분으로 분류할 수 있다는 것을 발견했고, 이어서 지방에 녹는 성분, 즉 지용성 비타민에는 비타민 A와 비타민E가 대표적이며 물에 녹는 성분, 그러니까 수용성 비타민에는 비타민 B와 비타민C가 있다는 것을 밝혀냈다. 비타민C의 결핍이 괴혈병의 원인이며 성인에게는 하루에 최소한 45mg의 비타민C가 필요하다는 것도 알아냈다. 아울러 비타민을 추출하거나 합성하는 방법도 개발되었다.

하지만 앞서 말했듯, 모든 일에는 빛과 그림자가 공존한다. 비타민과 관련한 분야도 마찬가지다. 비타민의 역할을 규명하고 대량으로 생산할 수 있는 방법을 찾으면서 괴혈병, 펠라그라, 각기병 같은 질병을 효율적으로 치료할 수 있게 되었다. 이 질병들은 선진국에서는 잊혔으나 골고루 영양을 섭취하기 힘든 제3세계에서는 여전히 많은 사람, 특히 어린이에게 치명적이었기 때문에 비타민의 보급을 통해 적지 않은 생명을 구했다. 하지만 동시에 비타민을 과대평가하는 주장도 나타났다. 노벨화학상과 노벨평화상을 수상한 과학자 라이너스 폴링(Linus Pauling, 1901-1994)이 대표적인 사례다. 폴링은 양자역학을 이용하여 화학결합을 설명한 공로로 노벨화학상을 받았고 냉전의 서슬 퍼런 칼날이 휘몰아치던 1950년대에 반전과 반핵을 부르짖어 노벨평화상을 수상했을 만큼 위대한 과학자이며 훌륭한 인격자였으나 비타민C에 대해서만큼은 합리적이지 않았다. 외계인이 지구인의 조상이라 믿거나 지구가 둥글지 않고 평평하다고 믿는 기괴한 음모론자를 연상시킬 정도로 그는 비타민C에 집착했다. 그는 비타민C의 결핍이 조현병의 원인이라 주장했고 감기뿐만 아니라 암, 뇌졸중, 심장질환, 패혈증 같은 질환도 비타민C를 과량으로 복용하면 막을 수 있다고 주장했다. 그러니까 하루권장량의 50배에 이르는 비타민C를 매일 섭취하면 그런 질병의 위험을 낮추고 수명을 획기적으로 늘릴 수 있다고 주장했다. 물론 폴링은 자신의 주장에 확실한 근거를 제시하지 못했다. 노벨화학상을 받을 만큼 위대한 과학자였으며 노벨화학상을 수락하는 연설에서 "자신의 지식이 아닌 이상 어떤 말도 믿지 말라. 그 사람이 노벨상 수상자이든, 조상이든, 백발노인이든, 그의 말은 틀릴 수 있다. 시간이 지나면 지날수록 젊은 세대는 이전 세대가 틀렸다는 점을 발견하게 된다. 그러므로 항상 의심해라"라는 명언을 남겼지만 정작 자신은 비타민C의 전지전능한 능력을 조금도 의

심하지 않았다. 그러자 곧 '노벨상 수상자'란 권위를 악용하려는 무리가 나타났다. 그들은 폴링의 권위를 이용하여 '비타민C가 만병통치약이다'란 유사의학을 대중에게 퍼트렸다.

쓸쓸하게도 한국도 크게 다르지 않다. 종합편성채널과 유튜브는 말할 것도 없고 공중파TV와 주류 언론에서도 '비타민C가 만병통치약이다'란 주장을 어렵지 않게 찾을 수 있다. 그럴 때마다 그들은 라이너스 폴링을 언급하고 'XX의과대학 교수' 혹은 'XX학회 회장' 같은 권위를 악용한다. 하지만 견고한 근거는 내세우지 못한다. 공신력을 인정받은 유명학술지에 비타민C의 전지전능함을 인정하는 논문이 실린 경우는 거의 없다. 대신 돈만 주면 어떤 논문이든 실어주는 조잡한 학술지에서는 그런 논문을 아주 쉽게 찾을 수 있다.

다만 유명학술지에도 비타민C와 관련한 논문이 아주 없지는 않다. 2022년 6월 23일 뉴잉글랜드 의학저널(NEJM, New England Journal of Medicine)에 비타민C에 관한 논문이 실렸다. 중환자실에 입원한 패혈증 환자 872명을 대상으로 비타민C를 과량으로 투여하는 것이 정말 생존에 도움이 되는지를 연구한 논문이다. 결과는 어땠을까? '라이너스 폴링의 후계자들'이 지닌 간절한 바람에도 비타민C를 투여한 환자군에서 사망률이 훨씬 높았다. 그러니까 비타민C는 패혈증에 걸린 환자에게 아무런 도움을 주지 못했을 뿐만 아니라 잠재적으로 해로울 가능성이 크다는 결론이었다.

물론 여느 음모론자 혹은 유사과학자와 마찬가지로 비타민C의 전지전능함을 맹신하는 부류는 이런 논문에는 관심을 기울이지 않을 것이다. 그들과 부화뇌동하여 상업적 이익을 누리려는 제약회사와 언론도 마찬가지일 것이 틀림없다.

그럼 비타민C 외에도 우리 주변에 있는 다양한 약물을 유사의학이 아닌 '진짜 의학'의 관점에서 살펴보자.

제1장

'살리려면 마비시켜라'
신경근육차단제

Neuromuscular Blocker

1.

힘없이 흐트러진 하얀 머리카락, 움푹한 뺨, 근육이 줄어 앙상한 팔과 다리, 응급실 침대에 누운 환자는 병색이 완연하다. 산소마스크가 얼굴의 절반을 덮을 만큼 야윈 환자는 숨을 쉬기 위해 온 힘을 다한다. 평소에는 사용하지 않는 근육까지 이용하여 가슴을 짜내듯 몰아쉬어도 환자의 몸에는 산소가 충분하지 않다. 들이쉰 공기의 산소를 받아들이고 혈액의 이산화탄소를 내뿜는 폐가 기능을 거의 상실했기 때문이다. 아직 의식은 명료하나 잠시 후에는 흐려질 것이며 호흡도 줄어들 것이다. 언뜻 평안을 찾은 것처럼 보일 수도 있으나 맥박이 느려지고 죽음이 찾아올 것이다.

그러니 더는 기다릴 수 없다. 인공호흡기가 필요하다. 물론 인공호흡기를 연결해도 환자가 꼭 회복한다고 보장할 수 없다. 모든 치료가 그렇다. 100%의 회복을 보장하는 치료는 존재하지 않는다. 환자가 응급실에 도착했을 때, 환자와 보호자에게 이런 상황이 닥칠 가능성을 설명했고 인공호흡기 치료에 동의한 터라 이제는 행동에 나설 시간이다.

"이제 인공호흡기 치료를 시작하겠습니다. 앞서 설명한 것처럼 이제 곧 깊은 잠에 빠질 것입니다."

덧붙이면 인공호흡기 치료에도 불구하고 회복하지 못할 경우, 환자는 그 깊은 잠에서 깨어나지 못하고 죽음을 맞이할 것이다.

"안정제를 투여하겠습니다."

간호사가 작은 주사기로 환자의 정맥로(intravenous line)에 안정제를 주입했다. 환자는 점차 의식이 흐려졌다. 나는 '기역자' 모양의 후두경(laryngoscope)을 왼손에 들고 환자의 머리맡에 섰다. 후두경의 조명이 정상적으로 작동함을 확인한 뒤 말했다.

"기관내관(endotracheal tube)을 준비하세요. 굵기는 7.5로 합니다."

간호사는 32-33cm 길이의 길고 투명한 플라스틱 관을 꺼내 긴 금속막대에 끼웠다. 그리고 플라스틱 관의 고정장치가 제대로 작동하는지 확인했다.

"베크론(vecron)을 투여하세요."

이제 돌이킬 수 없는 시점이다. 비행기가 착륙할 때, 일정 고도까지 하강하면 일이 틀어져도 다시 상승할 수 없다. 그러니 그 고도까지 하강하면 무사히 착륙하거나 사고가 발생하거나 둘 중 하나로 끝난다. 인공호흡기를 연결하기 위해 시행하는 기관내삽관(endotracheal intubation)이란 시술에서는 '베크론 투여'가 그런 '돌이킬 수 없는 시점'에 해당한다. 베크론은 투여하면 심장근육을 제외하고 근육 대부분이 정지한다. 당연히 호흡근육도 멈춘다.

그럼 기관내삽관과 인공호흡기 연결을 위해 호흡근육을 멈추는 이유는 무엇일까? 짧게 설명하면 인공호흡기는 고농도의 산소를 불어 넣는 기계다. 폐렴, 만성폐쇄성기관지염(COPD, chronic obstructive pulmonary disease) 같은 질환으로 폐기능이 감소하여 심각한 호흡곤란이 발생하면 인공호흡기를 사용하여 고농도의 산소를 강제로 불어 넣는다. 따라서 환자의 자발호흡(self respiration)이 있으면 기계가 산소를 불어 넣는 것과 충돌하여 문제가 발생한다. 또 인공호흡기를 연결하려면 긴 플라스틱 관을 입을 통해 기관(trachea)까지 삽입해야 한다. 그래야 인공호흡기가 불어넣는 산소가 직접 폐까지 도달하기 때문이다. 그런데 입을 통해 기관(trachea)에 긴 플라스틱 관을 넣는 과정은 꽤 고통스럽다. 기도(air way)로 물 한 방울만 넘어가도 심하게 기침하고 불편하니 거기에 플라스틱 관을 넣는 것은 말할 것도 없다. 안정제를 투여해도 저항하는 사례가 많다. 이런 이유로 기관내삽관을 시행하고 인공호흡기를 연결할 때는 베크론 같은 약물을 투여하여 호흡근육을 비롯한 대부분의 근육을 멈추게 한다.

베크론의 효과가 나타나 자발호흡이 약해지면 무릎을 꿇

어 높이를 맞춘 다음, 후두경을 환자의 입에 밀어 넣는다. 혀를 젖히고 후두개(epiglottis)를 들어 올리면 성대(vocal cord) 사이의 구멍이 보인다. 그 구멍이 바로 기관이다.

"튜브를 주세요."

오른손을 옆으로 뻗으면 간호사가 금속막대를 꽂은 긴 플라스틱 관, 그러니까 기관내관을 건넨다. 나는 금속막대의 끝이 플라스틱 관을 넘어 튀어나오지 않았는지 확인하고는 성대 사이로 보이는 구멍에 밀어 넣는다.

"삽관에 성공했습니다."

그러면 간호사가 기관내관에 꽂은 금속막대를 제거한다.

"23cm에 고정합니다."

환자의 앞쪽 치아를 기준으로 23cm 가량 삽입한 것을 확인하면 간호사는 고정장치를 부풀려 기관내관을 고정한다. 그동안 나는 인공호흡기를 기관내관에 연결하고 인공호흡기가 작동할 때마다 환자의 양쪽 폐에서 호흡음이 들리는 것을 청진기로 확인한다.

"정상적인 호흡음이 들립니다. 이동식 기계로 흉부 X-ray를 시행하세요."

여느 때처럼 기관내삽관과 인공호흡기 연결을 순조롭게 마무리했다. 물론 이제 시작일 뿐이다. 인공호흡기 치료에도 불구하고 회복하지 못한 채 사망하는 사례도 적지 않다. 회복하여 생존하는 것에 이르는 길고 긴 과정에서 겨우 두어 걸음을 내디 뎠을 뿐이다.

그런데 베크론은 단순히 기관내삽관과 인공호흡기 치료만 돕는 약물이 아니다. 베크론 같은 약물, 이른바 신경근육차단제(neuromuscular blocker)는 수술에도 필요하다. 복잡하고 정교한 수술일수록 신경근육차단제가 없으면 성공하기 어렵다. 그러니 현대의학의 기적에 크게 공헌하는 약물이다. 물론 그 시작은 미약했고 약간 괴상했다.

2.

농사짓는 행위, 그러니까 농경은 매우 복잡할 뿐만 아니라 큰 노력이 필요하다. 덧붙여 수수, 기장, 조, 밀, 쌀 같은 곡식, 고구마처럼 뿌리를 먹는 작물, 감자와 카사바처럼 줄기를 섭취하는 작물 모두, 재배하고 수확하여 식량을 확보할 때까지 짧으면 몇 주, 길면 몇 개월의 시간이 필요하다. 또 농경을 시작하려면 해당 작물을 재배하기 적합한 땅을 찾아야 한다. 그렇게 적합한 땅을 찾으면 꽤 오랜 기간 정착할 수 있는 거주지도 만들어야 한다. 그런 다음 앞서 말했듯, 몇 주에서 몇 개월 동안 작물을 가꾸면 드디어 수확하여 식량을 얻을 수 있다. 직접 농사지은 경험이 없어도 그 과정이 얼마나 힘들지 어렵지 않게 떠올릴 수 있을 것이다. 약간 부정적으로 표현하면 '땅에 묶인 노예'처럼 느낄 가능성도 다분하다.

이런 단점에도 인류가 농경을 선택한 이유는 결과를 예측할 수 있기 때문이다. 쉽게 말해 농경은 아주 예외적인 상황을 제외하면 들인 노력과 시간에 비례하는 결과를 얻을 수 있다. 가뭄, 홍수, 냉해, 평소와 다른 해충의 번식 같은 예외적인 재난이 닥치지 않으면 시간과 노력을 들인 만큼 식량을 얻을 수 있다.

반면에 사냥은 다르다. 사냥은 도박 같은 요소가 너무 많다. 몇 시간, 혹은 며칠에 걸쳐 집요하게 사냥감을 추적해도 헛수고로 끝날 수 있다. 또 혼자가 아니라 마을 사람 전체가 함께 멧돼지, 물소, 큰 사슴 같은 사냥감을 추적해도 아무것도 얻지 못할 가능성이 있다. 채집도 비슷하다. 사냥과 달리 채집은 시간과 노력을 투자하면 어느 정도 식량을 얻을 수 있다. 그러나 아무리 긴 시간과 큰 노력을 쏟아도 일정 규모 이상의 식량을 얻기 힘들다.

따라서 인류 대부분은 일정 규모 이상의 집단을 이루면 정착해서 농경을 시작했다. 그래서 역사가 진행할수록 사냥과 채집에 의존하는 집단이 줄었다. 다만 주변 환경이 농경에 적합하지 않아 사냥과 채집에 의존하는 소수의 집단은 오늘날에도 존재한다. 남아메리카 대륙에 자리한 아마존강 유역은 그런 소수의 집단이 살아남은 대표적인 공간이다. 이베리아 반도 출신의 정복자가 아메리카 대륙을 발견하고 식민지 건설을 시작한 15-16세기에는 그런 경향이 한층 짙어서 아마존강 유역의 늪지대와 밀림에는 사냥과 채집으로 살아가는 다양한 집단이 존재했다.

그들은 농경을 거의 하지 않고 사냥과 채집에만 의존했기에 사냥의 효율성을 높여야 했다. 어떻게 더 적은 노력으로 한층 안전하게 큰 사냥감을 확보하느냐는 생존이 걸린 문제였다. 커다란 사냥감을 확보할 수 있어도 지나치게 큰 노력이 필요하거나 너무 위험한 방법은 선택할 수 없었다. 앞서 말했듯 성공을 보장할 수 없는 특징 때문에 큰 노력을 투자한 끝에 아무것도 얻지 못하는 상황을 피해야 했고 지나치게 위험하면 사냥에 참여한 사람이 죽거나 다쳐서 노동력을 상실할 가능성이 있기 때문이다.

그런 문제를 해결하고자 몇몇 부족이 기발한 물건을 발명했다. 바로 '부는 화살(blowing dart)'이다. 그들은 대나무처럼 속이 빈 긴 나무막대를 이용하여 깃이 달린 짧은 화살을 꽤 먼 거리까지 정확하게 발사했다. 그런데 그런 깃이 달린 짧은 화살로는 새 같은 작은 동물만 사냥할 수 있다. 멧돼지 같은 큰 사냥감은 말할 것도 없고 원숭이만 해도 화살을 맞은 상태로 도망칠 가능성이 컸다. 그래서 그들은 깃이 달린 짧은 화살에 독을 발랐다. 신기하게도 그 독을 충분히 바른 화살에 맞으면 재빠른 원숭이도, 거친 멧돼지도 힘을 잃었다. 원숭이는 나무에서 떨어졌고 멧돼지는 쓰러졌다. 재규어 같은 맹수도 명중시킬 수만 있으면 같은 상황이 발생했다. 정확히 언제, 어떻게 발견했는지 명확하지 않으나 그들은 야생식물인 콘도덴드론(정확히 말하면 학제명으로는 Chondrodendron tomentosum)에서 그 독을 채취했다.

15-16세기에 아메리카 대륙에 발을 디딘 이베리아 반도의 정복자도 그 독에 흥미를 느꼈고 그들을 통해 아마존강 유역 부족의 '부는 화살과 신비한 독'이 유럽에 알려졌다. 영국에서도 그 '신비한 독'은 인기를 끌었고 찰스 워터턴(Charles Waterton, 1782-1865)도 그런 영국인에 해당했다. 박물학자이며 탐험가로 한때 영국령 가이아나(British Guiana, 아마존강 근처에 있던 영국 식민지)에서 설탕 농장을 경영했던 터라 그는 쉽게 '원주민의 독'을 구했다. 그리고 그 독을 이용하여 1814년 신비한 쇼를 벌였다.

찰스 워터턴은 세 마리의 당나귀와 충분한 양의 '원주민의 독'을 준비했다. 우선 첫 번째 당나귀에는 어깨에 '원주민의 독'을 주사했다. 그러자 당나귀는 순식간에 쓰러져 죽음을 맞이했다. 두 번째 당나귀의 경우에는 다리에 지혈대를 묶은 다음 '원주민의 독'을 주사했다. 그러자 당나귀는 멀쩡했으나 지혈대를 풀자 역시 곧 쓰러져 죽음을 맞이했다. 드디어 세 번째 당나귀의 차례가 되자 첫 번째 당나귀와 마찬가지로 지혈대를 묶지 않고 '원주민의 독'을 주사했으나 당나귀가 쓰러지자 풀무(대장간에서 용광로와 화로에 공기를 불어 넣을 때 사용하는 도구)를 이용하여 당나귀의 폐에 공기를 불어 넣었다. 그렇게 한참 동안 풀무로 당나귀의 폐에 공기를 불어넣자 놀랍게도 쓰러진 당나귀가 의식을 찾고 멀쩡하게 일어섰다.

워터턴의 실험 결과 '원주민의 독'은 동물의 근육을 마비시키고 호흡을 방해하여 죽음을 초래하나 일정 시간이 흐르면 효과가 사라지는 것으로 밝혀졌다. 훗날 쿠라레(Curare)란 이름을 얻은 '원주민의 독'은 한동안 서커스 같은 재미있는 구경거리, 모험담에 등장하는 신비한 무기에 불과했다. 그러나 19세기 중후반에 접어들자 예상치 못한 진지한 관심을 얻었다.

3.

고대와 중세, 르네상스에도 외과의사(surgeon)가 존재했다. 또 외과의사가 존재했으니 당연히 수술도 시행했다. 다만 그 시대의 수술은 오늘날 우리가 생각하는 것과 완전히 다르다.

일단 술 혹은 아편, 때로는 두 가지 모두에 잔뜩 취한 환자가 수술대에 있다. 재미있게도 그냥 누운 것이 아니라 팔과 다리는 튼튼한 가죽끈에 묶였고 그것으로 모자라 건장한 체격의 조수들이 힘껏 붙잡을 때가 많다. 그러면 천 혹은 가죽으로 만든 앞치마를 두른 외과의사가 결연한 표정으로 등장한다. 외과의사가 크게 숨을 들이쉬고 조수에게 눈짓하면 그때부터 광란이 시작한다. 외과의사는 미치광이 검객처럼 칼을 휘두른다. 신중하지도 않고 정확하지도 않은 칼질의 목표는 그저 신속함뿐이다. 환부를 도려내는 것, 괴사한 사지를 절단하는 것, 방광결석을 제거하는 것, 그 정도가 당시에 가능한 수술이었으며 소독법도 몰랐고 효과 좋은 마취제도 없었기 때문이다. 그러니 수술은 매우 위험했고 수술 중 사망하는 사례가 많았으며 운이 좋아 수술에서 생존해도 상처감염으로 사망하거나 심각한 합병증에 시달리는 경우가 잦았다.

그러다가 19세기 중반 조지프 리스터가 석탄산(carbolic acid)

을 이용한 소독법을 개발하여 무균수술을 시행하고 영국과 미국의 여러 의사가 에테르와 클로로포름 같은 가스를 사용한 마취에 성공하면서 상황이 달라졌다. 술과 아편에 취했으나 여전히 고통에 몸부림치는 환자를 침대에 묶고 최대한 빨리 수술을 마치려고 미치광이처럼 칼을 휘두를 필요가 사라졌다. 에테르 혹은 클로로포름을 환자가 흡입하면 고통을 느끼지 못하므로 조심스레 조직을 절개하고 혈관을 지혈하면서 신중하고 정확한 수술을 시행할 수 있었고 소독약을 이용한 무균수술 덕분에 상처감염 같은 합병증이 감소했다.

그러나 마취제와 무균수술만으로 외과의사의 고민이 끝난 것은 아니었다. 에테르와 클로로포름으로 마취하면 환자는 고통을 느끼지 못한다. 그러나 반사는 여전히 남아있다. 쉽게 설명하면 고통을 느끼지 못함에도 때때로 움찔거리고 특정 부분을 자극하면 근육이 수축하거나 이완하는 현상이 발생했다. 환자가 숨 쉴 때마다 지나치게 헐떡이는 것도 정교한 수술을 방해했다. 그래서 외과의사는 마취제 투여량을 늘리거나 모르핀 같은 아편 성분의 약물을 주사했다. 그러면 환자가 지나치게 헐떡이는 상황도 잦아지고 움찔거리거나 근육이 갑작스레 수축하고 이완하는 현상도 발생하지 않았다. 다만 아예 호흡이 정지하거나 심장이 멈추는 문제가 발생했다. 그래서 무턱대고 마취제 투여량을 늘리거나 모르핀 같은 약물을 주사할 수도 없었다.

이런 딜레마를 해결하려는 몇몇 의사가 쿠라레를 떠올렸다. 호흡근육까지 마비시켜 죽음을 초래하는 독약에 해당하나 찰스 워터턴의 1814년 실험 ─ 혹은 서커스 ─ 이 증명했듯, 일정 시간이 흐르면 효과가 사라지고 그동안 인공호흡을 시행하면 아무 일도 없던 것처럼 회복할 가능성이 컸다. 그러니 에테르, 클로로포름, 이산화질소 같은 가스를 이용하여 마취한 환자에게 쿠라레를 주사하고 인공호흡기를 연결하면 수술 내내 움찔거림, 근육의 갑작스런 수축과 이완, 헐떡이는 호흡 같은 방해를 방지할 수 있을 듯했다.

그런 노력 끝에 1942년 1월 23일 캐나다의 마취과 의사인 해롤드 그리피스(Harold Randall Griffith)가 충수제거술(appendectomy)에 쿠라레를 사용했다. 수술은 성공하여 의학의 새로운 장을 열었다. 그가 사용한 쿠라레는 최초의 신경근육차단제에 해당했고 수술을 한층 정확하게 만들었을 뿐만 아니라 심한 호흡곤란에 빠진 환자의 인공호흡기 치료도 크게 개선했다.

그렇다면 신경근육차단제는 어떻게 작용할까?

4.

인간의 몸은 매우 멋진 기계다. 뇌는 최종적인 목표를 제시하면 시시콜콜한 사항을 입력하지 않아도 그 과정에서 부딪히는 문제를 융통성 있게 해결한다. 비슷한 크기의 다른 동물과 비교하여 특별히 힘이 세지 않고 대단히 빠르지도 않으나 팔은 복잡하고 정교한 작업에 뛰어날 뿐만 아니라 다양한 작업을 해낼 수 있다. 다리도 엄청나게 빠르게 달릴 수는 없어도 먼 거리를 오랫동안 달리는 것에 매우 유리하다. 시각, 청각, 후각 같은 부분도 하나씩 따졌을 때, 최고는 아니어도 우수한 뇌 덕분에 그렇게 받아들인 정보를 종합하여 판단하는 능력이 탁월하며 언어를 사용하여 복잡한 의사소통도 가능하다. 해양, 사막, 밀림, 초원, 산지 가운데 하나의 환경에 최적화하지 않으나 대신 그 모든 환경에 어느 정도 적응할 수 있다. 채식과 육식을 가리지 않고 다양한 음식을 에너지원과 원료로 사용할 수 있으며 수명이 다할 때까지 일반적인 상황에서는 외부의 특별한 개입이 없어도 스스로 보수하여 유지할 능력이 있다.

물론 인간에게 이 모든 능력을 부여하는 가장 중요한 요소는 뇌다. 인간의 뇌가 지닌 독특한 특징 때문에 나머지 신체의 기능도 돋보이기 때문이다. 그래서 뇌가 다른 신체에 명령을 전달하고 통제하는 방법은 아주 중요하다. 뇌가 다른 신체를 제대로 통제하지 못하면 인간이 지닌 모든 능력이 반감할 뿐만 아니라 생존 자체가 어렵다.

그런 이유로 신경(nerve)은 뇌와 나머지 신체를 촘촘히 연결한다. 인간의 신체가 다양한 동작이 가능하고 복잡하고 정교한 작업을 능숙하게 해내는 것도 촘촘한 신경이 뇌가 내린 명령을 근육에 신속하고 정확하게 전달하기 때문이다.

그렇다면 신경은 뇌와 근육을 어떤 방식으로 연결할까? 일단 뇌와 신경은 전기신호를 주고받는다. 뇌에서 내린 명령은 전기신호로 신경을 타고 전달한다. 그러나 신경이 끝나고 근육이 시작하는 부분에서는 전기신호를 주고받는 것이 가능하지 않다. 그래서 신경이 끝나고 근육이 시작하는 부분, 이른바 신경근육접합부(neuromuscular junction)에서는 화학물질이 분비되어 뇌에서 내린 명령을 근육에 전달한다. 간단히 설명하면 뇌에서 내린 명령이 전기신호로 신경근육접합부의 신경 부분에 도달하면 아세틸콜린(acetylcholine)이란 물질을 분비한다. 분비된 아세틸콜린은 신경근육접합부의 근육 부분에 결합한다. 그러면 근육이 수축한다. 그럼 다음 아세틸콜린에스테라제(acetylcholinesterase)란 효소가 신경근육접합부의 근육 부분에 결합한 아세틸콜린을 분해하면 근육이 이완한다. 이런 방식으로 우리는 복잡하고 정교한 작업을 수행할 뿐만 아니라 먹고 마시고 숨쉬는 것 같은 생명에 필요한 기본적인 동작을 실행한다.

쿠라레는 바로 이런 신경근육접합부의 활동을 방해하는 약물이다. 1942년 외과수술을 위한 마취에 최초로 쿠라레를 사용한 이후, 많은 과학자가 쿠라레보다 안전하면서도 효율적인 약물을 찾기 위해 노력했고 다양한 약물을 개발했으나 신경근육접합부에서 아세틸콜린 같은 화학물질의 작용을 방해하여 근육을 마비시키는 것은 같다. 그래서 그런 약물을 신경근육차단제라 부르고 오늘날에도 수술을 위한 마취와 인공호흡기 치료를 위한 기관내삽관에 널리 사용한다.

신경근육차단제가 없으면 수술에는 적지 않은 위험 ― 뇌 혹은 심장 같은 장기를 수술하는 동안 근육 경련으로 환자가 움찔거리면 재앙이 발생한다 ― 이 따를 것이며 호흡곤란이 심한 환자에게 기관내삽관을 시행하여 인공호흡기를 연결하는 치료도 쉽지 않을 것이 틀림없다. 그러니 마취과 의사, 외과의사, 호흡기내과 의사, 나와 같은 응급의학과 의사는 모두 최초로 쿠라레를 발견한 아마존강 유역의 원주민에게 감사하는 마음을 가져야 할 것이다.

제2장

'대량살상무기가 만든 기적'
항암화학요법

Chemotherapy

1.

1500이면, 정상범위는 아니나 아주 나쁜 수치도 아니다. 다만 다음 수치를 확인하자 씁쓸하게 침을 삼킬 수밖에 없었다. 20%였기 때문이다. 호중성구 비율이 20%였으나 호중성구 전체의 수치는 300에 불과하다. 그 우울한 소식을 전하려고 진료용 컴퓨터 앞 의자에서 천천히 일어나 환자에게 향했다. 아주 건강한 모습은 아니었으나 외모로는 깊은 병을 알아차릴 수 없을 만큼 환자는 깔끔하고 단정했다. 보호자도 마찬가지였고 둘 모두 나의 표정으로 어느 정도 결과를 짐작한 듯했다.

"안타깝게도 백혈구 전체 수치는 1500 정도이나 호중성구 비율이 20%입니다. 그러니까 호중성구 수치는 300에 불과해서 심각한 호중성구감소증(neutropenia)에 해당합니다."

의학용어를 알기 쉬운 단어로 풀이하지 않아도 환자와 보호자가 잘 이해하는 상황은 크게 두 가지다. 우선 환자와 보호자가 의료인일 때 그렇다. 다음으로는 환자와 보호자가 만성질환, 희귀질환, 중증질환으로 상당 기간 병원에서 치료받은 경우다. 슬프게도 이번에는 후자에 해당했다. 환자와 보호자가 백혈구 수치, 호중성구 비율, 호중성구감소증 같은 의학용어에 익숙한 것은 수도권 대형병원의 암센터에서 반년 넘게 치료받고 있기 때문이다.

"현재 증상과 진찰 결과로는 아주 심각한 감염이 발생했을 가능성은 크지 않습니다만 나머지 혈액검사 결과를 확인해야 복부 CT 같은 검사를 추가할지 결정할 수 있습니다. 나머지 혈액검사 결과에서 C반응단백질 증가 외에 특별한 이상이 확인되지 않으면 예방적으로 강력한 항생제와 과립구집락자극인자(G-CSF, granulocyte colony-stimulating factor)를 주사하고 당분간 입원해서 지켜봐야 합니다. 아시겠지만 지금부터 가열하지 않은 것은 드실 수 없습니다. 물도 꼭 끓여서 먹고 요구르트 같은 식품은 먹을 수 없습니다."

보통 사람은 상상조차 하지 못할 지시였으나 환자와 보호자는 차분했다.

"그리고 아시겠지만 1인실을 사용해야 합니다. 다른 사람에게 감염을 퍼트릴 가능성은 극히 작으나 다른 사람에게는 감염을 일으키지 않는 세균에도 환자분께서 위험할 수 있습니다. 그래서 역격리를 위해서 1인실 입원이 필요합니다."

환자와 보호자는 고개를 끄덕였다. 나는 항생제와 과립구집락자극인자를 처방하려고 진료용 컴퓨터로 걸음을 옮겼다.

환자는 앞서 말했듯, 수도권 대형병원의 암센터에서 반년 넘게 치료받는 상태였다. 악성종양, 그러니까 암에 걸렸고 수술을 받았으며 항암화학요법(chemotherapy)을 진행하는 단계였다. 호중성구감소증은 그런 항암화학요법의 대표적인 부작용이다. 호중성구는 백혈구의 한 종류로 외부에서 침입하는 병원체를 방어하는 면역에 아주 중요하다. 그러니 항암화학요법의 부작용으로 호중성구의 숫자가 감소하면 인체의 방어력을 상실하게 되어 매우 위험하다. 건강한 사람에게는 문제를 일으키지 않는 세균도 그런 환자에게는 심각한 감염을 일으킬 수 있다. 따라서 강력한 항생제를 투여하여 감염을 막고 과립구집락자극인자를 투여해서 어떡하든 호중성구의 숫자를 올려야 한다. 호중성구 수치가 2000 이하로 감소하면 호중성구감소증이 시작한 것으로 간주하고 500 이하는 아주 심각한 수준이라 300에 불과한 환자에게는 꼭 입원 치료가 필요했다.

그렇다면 항암화학요법은 무엇이며 왜 호중성구감소증이 발생할까?

2.

암(malignancy 혹은 cancer)은 감염병과 더불어 오랫동안 인간을 괴롭힌 질환이다. 물론 최초의 인류가 나타났을 때부터 대부분의 질환이 존재했으나 당뇨병과 고혈압 같은 질환이 많은 사람을 괴롭힌 것은 19-20세기부터다. 산업혁명 이전에는 대부분의 사람이 당뇨병과 고혈압 같은 질환에 걸릴 만큼 오래 살지 못했고 풍요롭지도 않았다. 19-20세기 이전까지 전염병과 상처감염을 비롯한 다양한 종류의 감염병이 사망의 주요 원인이었고 평균 수명은 매우 짧아 60년을 생존하는 사례도 소수였다. 그러니 오늘날과 비교하면 암의 발생이 적었으나 그래도 무시할 수 없는 사망 원인에 해당했다.

그래서 암에 관한 최초의 언급은 기원전 3000년 무렵 고대 이집트에서 찾을 수 있다. 고대 이집트인은 파피루스에 '유방에서 자라고 치료가 가능하지 않은 종괴', 그러니까 유방암을 기록했다. 또 기원전 1500년 무렵에는 역시 이집트인이 피부, 자궁, 위, 직장에서 발견한 암을 기록했다. 고대 이집트인은 단순한 기록에 그치지 않고 암의 치료도 시도했다. 그들은 눈으로 확인할 수 있는 암을 칼로 제거했고 제거할 수 없는 경우에는 비소(arsenic)를 함유한 연고, 일명 '이집트인의 연고(Egyptian ointment)'를 발랐다. (놀랍게도 '이집트인의 연고'는 19세기까지 사용되었다.) 이집트인뿐만 아니라 비슷한 시기의 다른 국가에서도 암을 치료하려는 시도가 있었다. 수메르인, 중국인, 인도인, 페르시아인, 유대인 등은, 모두 차, 과일, 삶은 양배추를 사용한 약초를 처방했고 효과가 없으면 철, 구리, 유황, 수은 따위를 함유한 물질을 바르고 먹였다.

고대 그리스인은 철학과 의학을 결합하여 한층 그럴듯한 설명과 치료를 개발했다. 히포크라테스를 비롯한 고대 그리스의 대가는 다른 질환과 마찬가지로 혈액, 점액, 담즙 같은 체액의 균형이 무너지면 암이 발생한다고 주장했다. 그런 설명은 늙은 사람에게 암이 흔한 것도 훌륭하게 설명하여 폭넓은 지지를 얻었다. 그러나 그럴듯한 설명과 달리 치료는 크게 다르지 않았다. 일단 가능하면 암을 제거했고 제거할 수 없는 경우에는 연고를 바르고 '체액의 균형'을 회복하는 약물을 먹었다. 다만 그들은 오늘날까지도 사용하는 '암(cancer)'이란 이름을 만들었다. 암 주변의 혈관과 림프절이 커진 모습이 게를 닮아 그에 해당하는 그리스어로 부르기 시작한 것이다. 그래서 영어에서 암(cancer)과 게(crab)는 각각 다른 단어가 있으나 라틴어에서 유래한 별자리 이름은 게자리(cancer)와 암(cancer)이 단어가 같다.

로마 제국이 번성하는 시대에도 상황은 비슷했다. 켈수스(Celsus)가 '암을 최대한 빨리 찾아내서 제거하라'고 주장했으나 여전히 재, 계란 흰자, 꿀, 독수리똥 같은 물질을 섞어 만든 약물을 널리 사용했다. 심지어 로마 제국 후기에 접어들면서 '암은 체액의 불균형이니 수술이 필요없다'는 주장이 널리 퍼졌고 그런 주장은 신체의 훼손을 꺼리는 기독교 신앙의 지지를 얻었다.

그리하여 중세 내내 동로마 제국의 수도인 콘스탄티노플과 이슬람 세계의 심장인 바그다드가 암에 대한 연구와 치료의 중심지였다. 그래서 중세 내내 동로마 제국과 이슬람 세계의 의사는 수술을 암에 대한 최선의 치료로 여겼으나 서유럽에서는 심지어 1215년 교황이 모든 수술을 금지하기도 했다.

다행히 중세가 저물고 르네상스가 도래하자 암에 대한 치료와 연구도 활기를 되찾았다. 기독교의 영향으로 중세 내내 서유럽에서 수술은 시들했으나, 그 시대에도 전장에서 부상자를 치료하는 경우에는 수술을 시행할 수밖에 없었다. 그런 경험을 토대로 해부학이 발전하여 이전보다 훨씬 세련된 방법으로 암을 제거할 수 있었다. 또 '현대의학의 아버지'라 불리는 파라켈수스는 항암화학요법의 첫 단추를 채웠다. 물론 파라켈수스가 암을 치료하려고 처방한 약물은 수은, 납, 유황, 철, 아연, 구리, 비소, 요오드, 칼륨으로 별다른 차이가 없으나 '모든 약은 잠재적으로 독이며 용량에 따라 독과 약이 정해질 뿐이다'는 주장을 펼쳐 항암화학요법의 가장 기본적인 원칙을 제공했다.

17세기와 18세기에 접어들면서 암에 대한 연구는 한층 발전했다. 특히 현미경의 발견과 함께 암을 세포 수준에서 관찰하기 시작했고 그런 특징에 따라 암을 분류했다. 또 해부학이 발달하면서 암이 하나의 장기에 국한하지 않고 다양한 장기에 전이할 수 있음을 깨달았다. 그러면서 암을 일으키는 원인에 대한 연구도 활기를 얻었다. 런던의 굴뚝청소부에게서 특정한 암이 자주 발생하는 사실을 밝혀낸 것을 시작으로 담배와 중금속 같은 물질이 암을 일으킨다는 사실을 알아냈다.

19세기와 20세기 초반에 이르면 다양한 종류의 암에 대한 수술이 발전했고 매연부터 방사선, 바이러스, 호르몬 같은 다양한 원인이 암을 일으킨다는 사실도 밝혔다. 심지어 실험적인 방사선 치료와 항암화학요법도 시도했으나 여전히 암이 무엇인지 정확히 알지 못했다. 무엇보다 암을 일으키는 다양한 원인을 찾아냈으나 어떻게 암이 발생하는지 설명할 수 없었다. 아직은 시간이 필요했고 1953년이 되어서야 그 모든 문제의 돌파구가 열렸다.

3.

엄청나게 많은 세포가 인체를 이룬다. 각각의 세포는 저마다 다른 수명을 지녀서 일정 시간이 지나면 새로운 세포가 대체한다. 그러니 우리가 태어나서 죽음을 맞이할 때까지 수많은 복제가 일어난다. 그런데 그런 과정에서 정상적인 세포만 만들어지지 않는다. 붕어빵을 찍어낼 때, 가끔 이상한 모양의 붕어빵도 나오는 것처럼 인체도 때로는 비정상적인 세포를 만든다. 자연스럽게 발생하는 소수의 비정상적인 세포는 쉽게 제거할 수 있으나 비정상적인 세포가 지나치게 많이 발생하면 어느 순간부터는 통제할 수 없다. 그런 비정상적인 세포는 원래 수행할 기능을 하지 않고 끝없이 자신과 같은 비정상적인 세포를 복제한다. 그렇게 괴물처럼 커진 비정상적인 세포의 무리는 영양을 독차지하며 주변 조직을 파괴하고 혈관과 림프관을 따라 멀리 있는 장기까지 퍼진다. 이것이 암이 발생하는 과정이다.

물론 비정상적인 세포가 지나치게 많이 발생하는 원인은 다양하다. 담배, 알코올, 중금속, 매연, 방사선 같은 독성 물질이 유전자에 결함을 만들 때도 있고 아예 유전자 자체에 처음부터 문제가 있을 때도 있다. 심지어 정상적으로 분비하는 호르몬이 유전자에 결함을 만드는 원인일 때도 있다. 그러나 유전자에 결함이 생겨 비정상적인 세포가 지나치게 발생하는 점은 모두 동일하다. 1953년 제임스 왓슨과 프랜시스 크릭이 DNA의 이중나선 구조를 발견하기 전까지는 유전자에 결함이 발생하는 것을 확실히 밝히지 못했다. 이전에도 DNA가 유전과 관련한다고 예상했으나 확실한 구조를 밝혀내서 어떤 식으로 유전자를 복제하고 그 특징이 발현하느냐는 왓슨과 크릭이 DNA의 구조를 발견하기 전에는 제대로 알지 못했다. 그리고 이 발견을 토대로 지금까지 정보만 많을 뿐, 하나의 큰 그림으로 풀어내지 못한 '암의 발생'을 규명할 수 있었다. 그래서 독성 물질을 피하고 유전자 이상을 검사하면 암을 어느 정도 피할 수 있다. 또 혈액검사, 내시경 같은 시술, CT와 MRI 같은 영상의학 검사가 발전하면서 암을 조기에 발견할 가능성도 커졌다.

그렇지만 일단 암을 발견하면 여전히 수술이 가장 중요한 치료다. 따지고 보면 기원전 3000년 무렵 이집트인이 조악한 도구로 암을 도려냈을 때부터 수술은 가장 중요한 치료였던 셈이다. 물론 19세기까지 수술의 결과는 좋지 않았다. 우선 19세기 초반까지는 효과적인 마취제가 없어 술과 아편을 잔뜩 먹인 환자를 수술대에 꽁꽁 묶고는 최대한 빨리 수술을 진행할 수밖에 없어 암을 정확히 도려내지 못했다. 19세기 중반부터 에테르와 클로로포름, 이산화질소 같은 효과적인 마취제를 사용할 수 있었으나 수술 후 이어지는 감염은 여전히 문제였다. 조지프 리스터가 소독약을 사용한 무균수술을 고안했으나 수술 후 감염의 발생을 어느 정도 줄였을 뿐, 완전한 해결책은 아니었다. 1930년대에 설파제를 시작으로 1940년대에 페니실린 같은 항생제를 보급한 후에야 수술 후 감염을 통제할 수 있었다.

그런데 마취제와 항생제가 다른 수술에서는 기적 같은 성공을 만들었으나 암에서는 조금 달랐다. 외과의사 입장에서 정말 기가 막힐 정도로 성공적인 수술을 시행해도 불과 몇 개월에서 몇 년 정도 수명을 연장하는 것에 그치는 사례가 많았다. 엘리자베스 2세의 아버지이며 2차 대전을 승리로 이끈 군주인 조지 6세도 폐암을 진단받아 1951년 9월 암이 있는 왼쪽 폐를 제거했음에도 불과 몇 개월 후 사망했다. (물론 조지 6세의 직접적인 사망원인은 혈전증, 정확히 말하면 심근경색이나 왼쪽 폐와 함께 육안으로 확인할 수 있는 암을 제거했음에도 오른쪽 폐에서 암이 다시 재발한 것도 큰 영향을 주었다.)

시간이 흐르면서 육안으로 확인한 암을 제거하고 암세포가 전이했을 가능성이 큰 림프절까지 제거해도 암을 완벽하게 제거하지 못한다는 사실이 밝혀졌다. 육안으로 확인할 수 없는 세포 수준의 암을 제거하려면 수술만으로는 부족했다. 세포 수준에서까지 암을 제거하려면 화학요법과 방사선 치료가 필요했다.

4.

1차 대전, 특히 서부전선에서는 인간의 습관이 기술의 발전을 따라잡지 못해서 재앙이 발생했다. 철조망과 기관총의 발명에도 불구하고 독일군과 연합군의 수뇌부는 양쪽 모두 착검한 보병이 일제히 돌격하는 방식의 공격을 고집했기 때문이다. 철조망을 두르고 기관총을 설치한 참호를 점령하려고 그런 식의 돌격을 감행하는 것은 집단자살에 불과했으나, 양쪽 수뇌부 모두 용기, 사기, 정신력 같은 측면만 강조하면서 어리석은 판단을 계속했다. 덕분에 불과 수 km를 전진하려고 적게는 수만, 많게는 수십만의 생명을 희생했다. 그런 어처구니없는 재앙을 겪은 후에야 양쪽 수뇌부는 견고한 참호를 돌파하려면 다른 방법이 필요하다는 사실을 깨달았다.

영국군은 중세의 기사, 해군의 장갑함에서 영감을 얻어 최초의 전차를 전장에 투입했고, 독일군은 뜬금없이 총알을 튕겨내는 갑옷을 병사에게 입혔다. 그리고 영국군, 프랑스군, 독일군 모두 독가스를 개발했다. 바람이 적진을 향해 불 때 독가스를 살포하여 아군의 희생없이 전진하겠다는 의도였으나, 바람의 방향은 예측하기 어렵고 한번 살포한 독가스는 아군과 적군을 가리지 않아 생각만큼 효과가 크지 않았다. 2차 대전에서는 여러 가지 이유로 1차 대전만큼 널리 사용하지 않았으나 오늘날까지도 독가스는 사악하고 위험한 무기로 손꼽힌다.

겨자가스(sulfur mustard gas)는 그렇게 개발하여 무기로 사용한 대표적인 물질이다. (재미있게도 겨자와 비슷한 냄새 때문에 붙은 이름이며 겨자와 아무 관련이 없다.) 그런데 1차 대전과 2차 대전 당시 겨자가스에 노출한 군인에게서 혈액을 생성하는 골수의 기능이 일시적으로 저하하는 증상을 발견했다. 그러자 미국의 몇몇 의사가 그 사건에 주목했다. 그들은 겨자가스가 골수를 억제하는 효과가 있다면 골수의 기능 이상으로 발생하는 악성 림프종과 백혈병, 특히 제대로 기능하지 못하는 비정상적인 백혈구를 골수가 지나치게 많이 만드는 사례를 치료할 수 있으리라 기대했다. 그리하여 1946년 악성 림프종과 만성 백혈병에 걸린 환자에게 겨자가스의 일종인 질소겨자(Nitrogen Mustard)를 실험적으로 투여했다. 실험을 진행할 때만 해도 반신반의하는 분위기가 짙었으나 예상외로 질소겨자의 효과는 매우 좋았다. 이어서 호지킨병(Hodgkin's disease), 신경모세포종(neuroblastoma), 유잉육종(Ewing's sarcoma)에도 질소겨자를 투여해서 괜찮은 효과를 거두었다.

그러나 애초에 대량살상무기로 개발한 겨자가스는 적절한 용량을 투여하기 어려웠고 부작용도 매우 심각했다. 더구나 치료효과는 일시적인 개선에 불과했다. 그래도 겨자가스를 사용한 치료는 병리학자인 시드니 파버(Sidney Farber)의 호기심을 자극했다. 그는 원래 병리학자로 소아암을 연구했으나 1948년부터 화학물질을 이용하여 소아암을 치료하는 실험을 시작했고 아미놉테린(aminopterin)을 투여하여 소아의 급성 백혈병 치료에 큰 효과를 거두었다. 거기에 그치지 않고 연구를 계속하여 항암화학요법에 사용할 다양한 약물을 개발했지만, 대부분은 소아암과 혈액암에 해당했고 성인의 다양한 암에는 효과적인 화학요법을 찾지 못했다.

그러다가 의외의 인물이 문제를 해결했다. 문제를 해결한 영웅은 '이민자의 나라'인 미국답게 이민자였으나 유럽에서 온 백인이 아니었다. 1919년 청나라가 붕괴하고 북부에는 군벌, 남부에는 국민당 정부가 들어서 혼란스런 중국에서 태어나 공산화를 피해 미국으로 이주한 중국인 리민추(Li Min Chiu)가 현대적 의미의 항암화학요법을 확립했다. 산부인과 의사로 수련받고 1955년 국립암센터(National Cancer Institute)에서 근무를 시작한 그는 수술이 가능하지 않은 융모막암종(choriocarcinoma, 태반에 발생하는 악성종양)에 메토트렉세이트(methotrexate)를 투여하는 치료를 시도한다. 메토트렉세이트는 시드니 파버가 이미 소아암의 치료에 사용한 약물이고 융모막암종에서 놀라운 효과를 거뒀다. 하지만 언제나 혁신을 반대하는 고리타분한 인물이 있기 마련이며 혁신을 시도하는 인물은 고분고분하지 않을 때가 많다. 그래서 성공적인 결과에도 불구하고 국립암센터는 리민추를 해고했다. 그러나 리민추는 1957년 뉴욕의 메모리얼 병원에서 자리를 얻어 항암화학요법에 대한 연구를 계속했고 다양한 암의 화학요법을 개발했다. 무엇보다 융모막암종은 오늘날에도 수술하지 않고 리민추가 개발한 화학요법으로 치료하는 사례가 많다.

이런 우여곡절을 거쳐 1970년대부터는 화학요법을 광범위하게 사용했으나 여전히 수술로 절제할 수 있는 경우에는 수술만 시행했고 화학요법은 혈액암, 소아암, 수술이 가능하지 않은 말기암에만 적용했다. 그러다가 1976년 골육종(osteosarcoma)에 수술 전후로 각각 화학요법을 시행하는 실험을 진행했다. 골육종은 팔과 다리의 뼈에 발생하는 암이라 수술하기 전 화학요법을 사용하여 암의 크기를 줄이면 팔 혹은 다리를 절단하지 않고 보존할 수 있다는 것이 처음 목적이었으나, 화학요법을 시행하면 팔과 다리를 절단할 가능성을 줄일 뿐만 아니라 재발도 감소한다는 결과를 얻었다. 그리하여 1980년대부터 수술과 화학요법을 병행하는 사례가 많아졌다.

다만 '모든 약은 독이며 용량의 차이가 있을 뿐이다'는 파라켈수스의 명언처럼 화학요법에는 여러 부작용이 있다. 화학요법에 사용하는 약물 가운데 상당수는 암세포가 다른 세포보다 훨씬 빠르고 끝없이 자라는 특징을 이용한다. 쉽게 말해 화학요법에 사용하는 약물은 다른 세포보다 빠르게 자라는 세포를 공격한다. 그런데 인체에는 암세포만큼 빠르게 자라는 정상세포가 존재한다. 혈액을 생성하는 골수세포, 머리카락을 만드는 세포,

위장관의 점막세포가 거기에 해당한다. 그래서 화학요법을 시작하면 구토가 나오고 머리카락이 빠진다. (영화와 드라마에 등장하는 암환자 대부분이 가발 혹은 모자를 착용하는 이유다.) 그리고 골수세포의 기능이 감소해서 백혈구, 적혈구, 혈소판 모두 감소할 수 있다. 가운데서도 백혈구가 급격히 감소하는 사례가 빈번하고 특히 호중성구가 심각하게 감소하면 세균으로부터 인체를 방어하는 기능을 상실해서 사소한 감염이 순식간에 패혈증(sepsis, 세균이 혈액을 통해 몸 전체로 퍼지는 질환)으로 악화한다.

그래서 호중성구감소증은 화학요법을 시작한 환자가 가장 주의해야 할 부작용이다. 화학요법을 시행하는 기간뿐만 아니라 화학요법을 끝내고 1-2주 후까지 호중성구감소증은 발생할 수 있어 그 기간에 발열, 오한, 근육통이 나타나면 꼭 응급실을 찾아 혈액검사를 시행해야 한다.

물론 늦지 않게 발견하면 의학의 발전에 힘입어 호중성구감소증을 어렵지 않게 치료할 수 있다. 일단 세균으로부터 몸을 방어하는 기능이 저하했으니 강력한 항생제를 투여하고 1인실에 수용해서 다른 사람과 접촉을 막는다. 또 모든 음식을 익혀서 멸균한 상태로 섭취하고 골수의 기능을 회복하여 호중성구의 생산을 늘리는 과립구집락자극인자를 주사하면서 기다리면 대부분은 순조롭게 회복한다.

어쨌든 전장에서 효과적으로 인간을 살상하고자 만든 대량 살상무기에서 인간의 생명을 구하는 항암제를 발견했으니 의학도 삶만큼이나 이율배반으로 가득한 듯하다.

제3장

'깨어있으라, 그리고 일하라'
메스암페타민

Methamphetamine

1.

"○○대학병원 응급의학과 레지던트 곽경훈입니다. 다름 아니라 우리 응급실에 마약을 복용한 환자가 있어 전화했습니다. 메스암페타민(methamphetamine), 그러니까 필로폰을 복용한 듯합니다. 소변검사에서 양성으로 확인해서요."

○○대학병원에서 응급의학과 레지던트로 수련받던 2010년 어느 날, 응급실 구석에서 전화기를 들고 조심스레 말했다. 그러나 전화기 너머 목소리는 약간 짜증 섞인 말투로 대답했다.

"혹시 그 환자가 의료진을 위협하거나 폭력을 행사합니까?"

다행히 아직 그런 상황은 아니어서 그렇지 않다고 대답하니 전화기 너머 목소리가 한층 밝아졌다.

"선생님, 여기는 112입니다. 선생님이 말씀한 내용은 여기 관할이 아닙니다."

관할이 아니라니? 그렇다면 어디 관할이란 말인가? 그러나 마치 물어보기 전에 112는 통화를 종료했다. 그래서 일단 ○○대학병원을 관할하는 경찰서 민원실에 다시 전화했다.

"○○대학병원 응급의학과 레지전트 곽경훈입니다. 우리 응급실에 있는 환자의 소변에서 메스암페타민을 검출했습니다. 112에 연락하니 해당 업무가 아니라고 해서 여기 전화했습니다."

그러나 이번에도 전화기 너머 목소리는 '우리 업무가 아닙니다'라고 대답했다. 다만 이번에는 상대가 통화를 종료하기 전, '그렇다면 관할이 어딘가요?'라는 질문을 던질 수 있었다. 전화기 너머 목소리는 지방경찰청 광역수사대에 마약범죄를 담당하는 부서가 있다고 말했다. 그러나 전화번호를 묻자 114에 묻거나 인터넷을 검색하라는 다소 퉁명스런 대답이 들렸다.

그렇게 우여곡절 끝에 지방경찰청 광역수사대 마약범죄 담당에 연락이 닿았다. 응급실 환자의 소변에서 메스암페타민을 검출했다고 말하니 환자의 성별과 나이만 듣고도 대뜸 환자의 이름이 XXX이 아니냐고 물었다. 그러면서 생년월일까지 정확하게 맞추고는 '우리가 갈 때까지 환자를 놓치지 마세요'라고 말하고는 통화를 종료했다.

그때부터 초조한 시간이 흘렀다. 문제의 환자는 보통 체격의 중년 남자였다. 그러니 평소라면 난동부려도 제지하는 것이 어렵지 않았다. 그러나 메스암페타민을 복용했다면 상황이 조금 달랐다. 강력계 형사로 일하는 친구가 '마약을 복용하면 말라깽이도 천하장사로 변한다'고 했던 말이 떠올랐고 2차 대전 무렵 병사의 전투력을 높으려고 암페타민을 투여했다는 기록도 생각났다. 그래서 환자가 난동을 시작하면 나와 응급실 인턴, 보안 직원이 제지할 수 있을지 걱정할 수밖에 없었다.

다행히 광역수사대 형사들이 도착할 때까지 '응급실의 난투극'은 벌어지지 않았다. 그런데 형사들의 외모와 차림새가 재미있었다. 면바지에 캐주얼 자켓 혹은 점퍼를 입고 몇몇은 구두, 나머지는 운동화를 신었으며 한두 명을 제외하면 다들 번쩍이는 금목걸이를 둘렀다. 또 모두 스포츠형으로 머리카락을 깎고 굵은 목, 딱 벌어진 어깨, 큼지막한 주먹이 어울리는 건장한 체구였다. 그러니까 경찰 신분증을 제시하면서 'ㅇㅇ지방경찰청 광역수사대 ㅇㅇㅇ입니다'고 말하지 않았다면 깡패로 오해할 정도였다. 그들은 성큼성큼 환자에게 다가가서 영화에서처럼 '미란다 원칙'을 고지하고 양쪽에서 부축하여 데려갔다.

물론 처음에는 그런 상황을 예상하지 못했다. 핏발이 잔뜩 선 눈을 번뜩이는 중년 남성이 안절부절못하며 응급실을 찾았을 때만 해도 메스암페타민을 복용했으리라 생각하지 못했다. 그저 불안 증상이 악화한 정신과 환자, 아니면 마약성 진통제 혹은 안정제를 얻으려고 온갖 거짓말을 지어내는 부류일 것이라 추측했다. 실제로 맥박이 다소 빨랐으나 혈압과 체온은 정상범위 내였고 안절부절못하며 불안 증상을 보였으나 이학적 검사에서 특별한 이상은 없었다. 심전도 마찬가지여서 일단 혈액검사를 시행하고 지켜보기로 결정했을 무렵, 환자가 갑작스레 이상한 말을 중얼거렸다.

"나, 나는 마약을 했다!"

마약성 진통제나 안정제에 중독한 환자는 해당 약물을 얻으려고 온갖 거짓을 말한다. 조그마한 병원에서 몇 개월 전에 발급한 진료의뢰서를 들이밀면서 '여기 보면 마약성 진통제가 필요한 질환이라 적혀 있지 않습니까?'라며 애절한 표정을 지을 때도 있고 '다른 병원은 모두 투여하는데 여기는 왜 이리 빡빡하게 구는 게요!'라며 위풍당당하게 협박하는 사례도 있다. '내가 여기 ○○교수와 잘 압니다'라며 인맥을 과시하는 경우도 종종 있으나 '마약을 했다'고 중얼거리는 사람은 없었다. 마약을 했다는 거짓말로는 마약성 진통제와 안정제 모두 얻기 어렵기 때문이다. 그래서 환자가 정말 마약을 복용했을 가능성을 고려했다. 물론 당시 ○○대학병원에서는 메스암페타민, 그러니까 필로폰만 검사가 가능했다. 아편, 코카인, 헤로인, 마리화나, LSD 같은 물질은 국립과학수사연구원에서나 검사할 수 있었다. 그래도 혹시 하는 심정에 메스암페타민 검사를 처방했다. 뜻밖에도 환자는 순순히 자신의 소변을 내어주었고 잠시 후 검사실에서 '메스암페타민 양성'이란 소식을 전했다.

2.

　아마존 습지의 깊숙한 곳, 파푸아뉴기니의 빽빽한 밀림, 태평양의 외딴 섬에 살아 20세기까지도 기술문명을 제대로 경험하지 못한 부족은 사진기를 접하자 영혼을 빼앗는 도구라 생각했다. 그들뿐만 아니라 신대륙의 원주민도 사진과 사진기에 종종 비슷하게 반응했다. 그들의 지식과 상식으로는 사진과 사진기를 그렇게 설명할 수밖에 없었기 때문이다.

　물론 야만 혹은 미개함이 그런 성향의 이유는 아니다. 우리도 마찬가지다. 자신이 지닌 상식과 지식으로 제대로 설명하기 힘든 상황을 마주해도 '모른다'고 솔직히 인정하지 않고 상상의 날개를 펼쳐 그럴듯하게 설명하는 행위는 대다수 사람이 공통으로 지니는 성향이다. 과거의 선조도 그랬고 미래의 후손도 그럴 것이다. 또 그런 성향은 결코 나쁘지 않다. 설명하기 힘든 부분도 어떻게든 설명하려 노력하지 않았다면 기술을 혁신하고 문명을 발전하는 업적을 이루지 못했을 것이다.

　종교 역시 그런 성향 덕분에 출현하고 발달했을 가능성이 크다. 해가 뜨고 지며 계절이 순환하고 천둥이 우르렁거리고 번개가 치며 비가 쏟아붓는 현상에 선사시대 인류는 매혹과 공포를 동시에 느꼈을 것이며, 자연이 지닌 그 강력한 힘과 자신이 지닌 보잘것없는 힘을 비교하며 초자연적인 존재, 그러니까 신을 떠올렸을 것이 틀림없다. 또 죽음을 인식하면서 삶의 종결과 관계의 단절이 주는 허무를 극복하고자 죽음 이후에도 새로운 삶이 존재한다고 상상했을 것이다.

재미있게도 그런 원시 종교의 출현과 함께 최초의 환각제가 나타났다. 선사시대의 인류에게 환각제는 쾌락을 얻으려 탐닉하는 위험한 물질이 아니라 신에게 다가가는 통로를 열어주는 귀중한 물질에 해당했다.

그런 인류가 사용한 최초의 환각제는 광대버섯(Amanita muscaria)이다. 신석기시대인 기원전 8000-10000년 무렵부터 사용한 것으로 추정하는 광대버섯은 선명한 빨간 색에 하얀 점박이 무늬가 도드라져 쉽게 구분할 수 있으며, 복용하면 시각과 청각 같은 감각을 왜곡하여 나른함과 황홀경을 느끼게 한다. 또 환각이 나타나기도 한다. 그러나 저혈압, 분비물 증가, 운동실조, 불안, 발작에 이어 죽음을 초래할 수도 있다. 무엇보다 광대버섯의 효과는 예측하기 어렵다. 나른한 황홀경과 환각을 발생하는 용량과 발작에 이어 죽음을 부르는 용량이 사람마다 다르고 심지어 같은 사람이라도 상황마다 다르다. 그래서 환각제 가운데서도 매우 불안정하고 위험한 물질에 해당하나 선사시대부터 고대까지 큰 인기를 끌었다. 힌두교의 고대 경전인

리그 베다(Rig Veda)에 광대버섯일 가능성이 큰 약물의 기록이 있으며 조로아스터교도 의식에 사용했고 고대 그리스에서 술의 신인 디오니소스를 따르던 종파도 애용했을 것이라 추정한다. 심지어 로마의 지하묘지(catacombs)에서 생활하던 초기 기독교도 몇몇 분파에서도 광대버섯을 사용했을 가능성이 크다.

광대버섯을 시작으로 인류는 한층 안전하고 효과적인 환각제를 찾아냈다. 기원전 3000-4000년 무렵 수메르인이 아편을 사용한 기록을 남겼고, 고대 그리스의 서사시 일리아드에 등장하는 '최고의 미녀'인 헬레네는 아편을 섞은 포도주를 귀빈에게 대접했다. 비슷한 시기 인도에서는 대마초를 재배하여 사용하기 시작했고 중세 무렵에는 중국과 아랍에까지 퍼졌다. 1492년 콜럼버스가 신대륙을 발견하고 스페인 정복자가 아메리카 대륙을 침략하면서 환각제에도 새로운 발견이 이어졌다. 1492년 오늘날의 엘살바도르에 상륙한 콜럼버스에게 원주민은 담배를 권했다. 또 안데스 산맥의 원주민이 종교의식뿐만 아니라 긴 노동에서 피로와 허기를 달래려고 씹던 나뭇잎에서 유럽인은 코카인을 정제했다.

그리고 시간이 흐르면서 환각제는 신에게 다가가는 통로를 열어주는 목적 외에도 단순히 쾌락을 얻으려는 용도로도 사용했고 질병의 치료에도 이용했다. 그런데 20세기에 접어들자 종교, 쾌락, 치료 외에 완전히 다른 쓰임새가 관심을 끌었다.

3.

18세기와 19세기는 확실히 '유럽의 시대'에 해당했다. 지구에서 유럽의 패권을 위협할 수 있는 국가가 사라졌기 때문이다. 알렉산더 대왕의 군대가 인도 북부까지 진격했을 때와 5현제의 통치 아래 로마 제국의 위세가 절정에 도달했을 무렵에도 중국의 다양한 왕조와 파르티아처럼 만만하지 않은 적수가 있었다. 중세와 르네상스 시대에는 거기에 더하여 징키스칸의 몽골 제국, 오스만 제국까지 이어지는 다양한 이슬람 제국이 존재했다. 그러나 18세기와 19세기에는 그런 세력이 없었다. 중국조차 19세기 후반에는 무력한 존재로 전락했고 오스만 제국은 유럽의 영토를 대부분 상실했다. 인도의 무굴 제국은 빅토리아 여왕에게 황제의 왕관을 바쳤다. 미국은 아직 성인에 이르지 못한 신생 국가에 불과했다.

그리하여 20세기가 시작할 무렵의 세계지도를 펼치면 유럽의 영향력에서 벗어난 곳은 극히 제한적이다. 그러나 절정에 도달하면 다음부터는 쇠락하기 마련이다. 세계의 대부분을 손에 넣자 그때부터 유럽은 자기네끼리 싸우기 시작했다. 물론 이전에도 유럽에서 전쟁은 끊이지 않았으나 19세기 후반에는 분위기가 완전히 달랐다. 영국과 프랑스가 대표하는 전통적인 강대국과 독일이 대표하는 신흥 강대국이 지구 정복을 두고 '최후의 전쟁'을 벌일 듯했다. 그런 흐름은 20세기 초반에도 이어졌다. 독일은 노쇠한 오스트리아-헝가리 제국을 아군으로 맞이했고 영국과 프랑스는 러시아를 포섭했다. 조그마한 불씨도 순식간에 큰 폭발을 만들 수 있는 상황이 지속했고 드디어 1914년 전쟁이 발발했다.

　1914년에 시작해서 1918년에 끝난 1차 대전은 처음에는 그저 '대전(the Great war)'이라 불렸다. 양쪽 군대가 전장에서 만나 몇 번의 큰 전투를 치러 대략적인 승부가 갈린 상황에서 협상으로 마무리하던 이전의 전쟁과 달리 중포, 철조망, 기관총으로 무장한 양쪽이 각각 참호를 파고 끝없이 싸우는 방식으로 전쟁이 흘러갔고, 특히 서부전선에서는 불과 수 km를 진격하고자 수십만의 생명을 희생하는 재앙이 벌어져서 다시는 그런 전쟁을 반복하지 않을 것이라 생각했기 때문이다.

　그러나 불과 20년 후 인류는 한층 참혹한 전쟁을 맞이했다. 그리하여 1914년부터 1918년까지 지속한 전쟁을 1차 대전, 1938년부터 1945년까지 지속한 전쟁을 2차 대전이라 구분했고 두 전쟁 모두 유럽에서 시작하여 지구의 나머지 대부분으로 번졌으며 그때까지 인류가 이룩한 모든 업적을 대량살상의 수단으로 사용했다. 앞서 언급한 중포, 철조망, 기관총을 시작으로 독가스, 잠수함, 전차, 비행선, 비행기, 탄도미사일을 거쳐 핵무기까지 등장했다. 그뿐만 아니라 군인이 오랫동안 지치지 않고 집중력을 발휘하여 싸울 수 있는 약물도 개발했다.

그 약물이 바로 암페타민이다.

4.

중국에서는 고대부터 천식 같은 호흡곤란의 치료에 마황을 사용했다. 마황은 강력한 기관지확장제인 에페드린(ephedrine)을 함유했기 때문이다. 그런데 에페드린은 단순한 기관지확장제가 아니다. 에페드린은 중추신경을 자극하는 강력한 흥분제다. 기관지를 확장하여 기침을 완화하고 천식을 치료하는 작용도 중추신경의 흥분, 정확히 말하면 교감신경이 흥분해서 나타나는 현상이다. 그래서 마황을 많이 복용하면 혈압이 상승하고 분비물이 감소하며 일시적으로 집중력이 개선한다. 장기간 복용하면 체중 감량에 탁월한 효과가 있어 요즘에도 다이어트약으로 자주 사용하나 지속적으로 복용하면 심혈관계 위험을 높이고 또 많은 양을 복용하면 환각을 일으키며, 아주 많은 양을 복용하면 발작과 함께 사망을 초래한다. 또 중독성이 있어 복용을 중지하면 불안, 초조 같은 전형적인 금단현상이 발생할 수 있다.

그러나 앞서 말했듯, 모든 위험에도 20세기 초반까지는 천식의 특효약으로 널리 사용했고 요즘도 체중감량을 목적으로 암암리에 유통한다. 덧붙여 20세기 초, 서구는 마황에 함유한 에페드린과 유사하면서 싸고 손쉬운 방법으로 구할 수 있고 효과가 한층 강력한 합성물질을 개발했다. 에페드린과 화학구조가 거의 유사한 이 물질이 바로 암페타민이다. 그리고 암페타민은 개발과 함께 기관지확장제가 아닌 용도로 큰 관심을 끌었다.

암페타민은 에페드린보다 한층 강력하게 중추신경을 자극하고 교감신경을 흥분하는 약물이다. 따라서 암페타민을 복용하면 졸음이 사라지고 피로를 느끼지 못하며 집중력이 급격히 좋아진다. 다만 그에 따른 대가는 만만하지 않다. 쉽게 설명하면 암페타민은 불법 자동차 경주와 2차 대전 당시 독일 공군이 일시적으로 엔진 출력을 끌어 올리려고 사용한 아산화질소(Nitrous oxide)와 비슷하다. 아산화질소를 분사하면 엔진 출력을 급격히 끌어올릴 수 있으나 엔진이 손상될 위험도 커진다. 암페타민도 비슷하다. 중추신경계를 자극하고 교감신경의 흥분을 끌어올려 짧은 기간에는 피로와 졸음을 잊고 엄청난 집중력을 발휘할 수 있으나 과도하게 복용하면 고열과 발작, 심각한 고혈압이 발생하여 사망한다. 또 아주 쉽게 중독되므로 불안, 초조, 망상 같은 금단현상이 자주 발생한다.

그러나 2차 대전 당시 연합군과 주축국 모두 그런 부작용을 가릴 상황이 아니었다. 1940년 이른바 '영국 본토 항공전(Battle of Britain)'이라 불리는 대규모 항공전을 벌인 영국 공군과 독일 공군, 또 태평양 전쟁을 일으킨 일본 해군은 조종사의 전투력을 올리려고 암페타민을 대량으로 보급했다. 암페타민은 싼 비용으로 손쉽게 대량 생산이 가능했고 일단 복용하면 확실히 집중력이 좋아졌다. 그래서 군인 대부분이 암페타민을 거부하지 않았다. 심지어 공식적으로 암페타민을 지급하지 않은 미국 공군조차 비행장을 함께 사용하는 영국 공군에서 암페타민을 함유한 초콜릿을 얻어 복용하는 사례가 많았다. 전쟁이 후반으로 넘어가자 수세에 몰린 독일군과 일본군은 한층 암페타민에 의지했다. 특히 일본군은 조종사뿐만 아니라 병사들에게도 암페타민을 지급했다. 태평양 전선 곳곳에서 일본군은 조잡한 무기와 부족한 식량을 정신력으로 만회하려 했고 그 '정신력'에는 암페타민이 한몫했다. 그러니까 굶주리며 헐벗고 암페타민에 절은 병사들이 착검한 소총을 들고 '천황 폐하 만세'를 부르며 자살이나 다름없는 돌격을 시도하는 상황이 반복됐다.

그런데 일본의 문제는 거기에서 그치지 않았다. 1945년 8

월 전쟁은 일본의 항복으로 끝났으나 일본은 발악에 가까운 의지로 마지막까지 엄청난 양의 암페타민을 생산했다. 그래서 재건을 시작하고 공업이 활력을 얻자 노동자 사이에서 암페타민이 퍼졌다. 혹독한 노동의 피로를 떨치거나 곤궁한 삶의 무게를 잊으려고 많은 사람이 암페타민을 찾아서 1948년 무렵 일본의 젊은 인구 가운데 20%가 암페타민 중독이었다는 연구도 있다. 이렇게 일본에서 마약의 대명사로 떠오른 암페타민, 정확히 말해서 메스암페타민은 대한해협 건너 부산을 거점으로 한국에도 퍼지기 시작했다.

5.

메스암페타민(Methamphetamine 혹은 Metamphetamine)은 D형(dextrorotary enantiomer)과 L형(levoratary enantiomer), 2가지 형태의 이성질체로 존재한다. 이성질체는 쉽게 설명하면 '거울에 비친 나'와 '실제의 나'가 모든 구조가 같으면서도 오른쪽과 왼쪽이 바뀐 것처럼 화학구조가 동일하나 3차원 구조로 살펴보면 서로 다른 물질을 의미한다. 이런 이성질체는 화학적 성질도 비슷하면서 조금씩 다른 경우가 많아 메스암페타민도 D형이 L형보다 훨씬 효과가 강력하다. 그래서 마약으로 조제할 때는 순수한 D형을 목표로 한다.

　D형이든 L형이든, 메스암페타민은 경구로 복용하는 것, 혈관으로 주사하는 것, 연기 형태로 흡입하는 것, 이렇게 세 가지 방식으로 투여한다. 살펴보면 원하는 목적에 따라 투여하는 방식이 다르다. 혈관으로 주사하는 방식은 즉시 황홀경으로 이끄나 지속하는 시간이 매우 짧다. 경구로 복용하거나 연기 형태로 흡입하는 방식은 5-20분에 걸쳐 효과가 나타나는 대신 지속 시간이 8-12시간으로 길다. 그래서 2차 대전 당시 영국군, 독일군, 일본군은 알약 혹은 초컬릿에 섞어 섭취했다. 조종사와 병사가 졸음과 피로를 떨치고 집중력을 얻으려면 효과가 오랫동안 지속하는 것이 바람직하기 때문이다. 또 체중감량과 경기에서 집중력을 높이려는 운동선수, 밤샘 공부를 목적으로 하는 학생, 숨을 돌릴 틈도 없이 업무에 쫓기는 증권가 관계자, 불법 도박장에서 밤을 새우는 도박꾼도 모두 알약이나 드링크제에 섞는 방식을 선호한다. 반면에 순수하게 쾌락을 목적으로 하는 경우에는 정맥에 주사하거나 가열하여 연기 형태로 만든 다음 흡입한다.

　어떤 형태로든 인체가 메스암페타민을 흡수하면 중추신경계를 자극하고 교감신경을 흥분시켜 황홀경과 함께 졸음과 피로가 사라지고 집중력이 향상하며 자신감을 얻는다. 중독자의 표현을 빌리면 상투적인 문구이나 '말로는 표현할 수 없는 최고의 짜릿함'을 느낀다고 한다. 특히 처음 메스암페타민을 투여했을 때 느끼는 희열은 그 무엇과도 비교할 수 없으나 안타깝게도 아무리 메스암페타민을 투여해도 그 희열은 다시 찾을 수 없다. 그런 이유로 점차 복용량을 늘리고 시간이 흐르면서 투여하지 않으면 불안, 초조, 망상 같은 금단증상이 발생한다. 그러다가 이제는 웬만한 복용량으로는 아무것도 느낄 수 없는 단계에 이르면 인체가 견딜 수 없을 만큼 복용하게 되어 고열, 고혈압, 발작 혹은 심근경색이나 뇌졸중 같은 질환으로 사망한다.

어쨌거나 인체는 메스암페타민을 신장을 통해 소변으로 배설한다. 일반적으로 1회 복용하면 24시간 내에 대부분 배설하나 습관적으로 투여한 경우에는 6-7일까지도 소변에서 검출할 수 있다. 2010년 내가 마약사범을 적발한 것도 다른 마약과 달리 소변으로 손쉽게 검출할 수 있고 그러면서 우리 사회에 널리 퍼진 고전적이며 대표적인 마약에 해당해서 국립과학수사연구원에 의뢰하지 않아도 검사가 가능했기 때문이다.

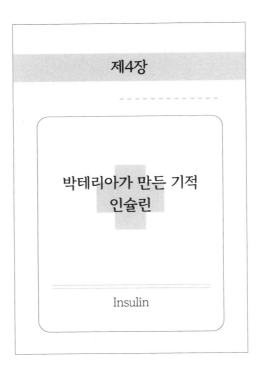

제4장

박테리아가 만든 기적
인슐린

Insulin

1.

모니터가 표시하는 산소포화도는 98%, 거의 완벽하게 정상범위다. 그러나 환자의 호흡은 매우 빨랐다. 의식은 통증 같은 강한 자극에 겨우 반응하는 정도여서 오른쪽 어깨 주변이 갈색으로 변할 때까지 베타딘 솜으로 문질러도 별다른 반응이 없었다. 꽤 많은 지방과 근육을 상실하여 피부 아래 바로 뼈가 있는 듯한 팔과 다리, 갈비뼈가 드러나는 몸통으로 미루어 만성질환을 지녔으리라 예상할 수 있으나 환자의 정확한 나이를 추정하기 어려웠다. 나이뿐만 아니라 성별도 마찬가지였다. 남성인지 여성인지, 언뜻 봐서는 알아차리기 힘들었다.

"혹시 움찔거리며 움직일 수 있으니 팔을 잡으세요."

환자의 오른쪽 어깨와 가슴 윗 부분의 소독을 끝내고 간호사에게 말했다. 그리고는 리도카인(lidocaine, 국소마취제)이 든 주사기를 집었다. 베타딘 때문에 갈색으로 변한 환자의 오른쪽 쇄골 아래를 수술장갑을 낀 손으로 더듬었다. 목에서 시작하여 어깨까지 이어지는 쇄골의 주행경로가 약간 꺾이는 지점을 찾은 다음, 가볍게 주사기를 찔러 국소마취를 시작했다. 환자는 약간 움찔했으나 큰 움직임은 없었다.

리도카인이 든 주사기를 의료기구가 실린 트레이에 내려두고 이번에는 길고 굵은 바늘이 도드라진 특이한 주사기를 들었다. 왼손으로 오른쪽 쇄골의 주행경로가 약간 꺾이는 지점을 잡고는 오른손으로 긴 주사바늘을 찔렀다. 쇄골 아래를 긁는 느낌으로 약간 위로 바늘을 밀어 넣었고 곧 주사기에 검붉은 정맥혈이 맺혔다. 나는 왼손으로 주사기와 그에 딸린 바늘을 움직이지 않게 단단히 잡고 오른손을 트레이에 뻗어 동그랗게 말린 철사 같은 선을 집었다. 신기하게도 평범한 주사기와 달리 주사기 끝에는 작은 구멍이 있었다. 그래서 왼손으로 주사기를 단단하게 고정한 상태에서 오른손으로 주사기 끝의 작은 구멍에 동그랗게 말린 긴 철사를 밀어넣자 철사는 작은 구멍을 지나 주사바늘을 통과하여 환자의 몸 안으로 들어갔다. 긴 철사가 주사기 끝으로 4-5cm 가량 남을 때까지 계속 밀어넣고는 철사가 뽑히지 않도록 주의하면서 주사기만 제거했다. 그런 다음 7-8cm 가량의 플라스틱 관을 철사에 꽂았다. 철사, 정확히 말해서 의료용 가이드 와이어가 꽂힌 구멍을 넓히려는 의도였다. 가이드 와이어가 꽂힌 구멍이 넓혀지자 플라스틱 관을 제거하고 드디어 파란 색의 탄력있고 긴 관을 준비해서 가이드 와이어를 이용하여 환자의 몸에 밀어 넣었다. 파란 색의 긴 관이 적절한 위치까지 들어가자 가이드 와이어를 제거하고 주사기를 사용하여 정맥혈이 나오는 것을 확인한 다음 수액을 연결했다. 그리고는 수액이 정상적으로 주입되는 것을 확인하고는 그 파란 색 긴 관을 빠지지 않게 고정했다.

"중심정맥관 삽입을 끝냈습니다. 이동식 기계로 흉부 X-ray를 처방할 테니 X-ray실에 연락하세요."

환자에게 한 시술은 중심정맥관 삽입이다. 사람들이 '링거'라고 부르는 말초정맥로가 아니라 어깨 아래 있는 쇄골하정맥(subclavian vein)을 이용하여 심장의 우심방과 직접 연결하는 정맥로를 확보한 것이다. 말초정맥을 이용하여 수액과 약물을 투여할 때보다 훨씬 많은 양과 다양한 약물을 빠르고 정확하게 투여할 수 있는 장점이 있어 중증 질환에서 자주 사용한다. 환자에게 중심정맥관을 삽입한 이유도 비슷했다. 대량의 수액을 신속하게 투여하고 저농도의 인슐린을 정확한 속도로 지속적으로 투여하면서 동시에 칼륨과 나트륨 같은 전해질 수치에도 주의를 기울여야 했기 때문이다.

환자는 중증 질환에 해당했고 모든 치료에도 회복하지 못하고 사망할 가능성도 다분했으나, 치료 자체는 복잡하지 않았다. 급성 심근경색과 뇌졸중처럼 치료법이 어느 정도 확립된 질병이었기 때문이다.

2.

환자는 이전에도 같은 질환으로 응급실을 찾았다. 지금만큼 심각하지 않았을 뿐이다. 이전에 몇 차례 응급실을 찾았을 때는 며칠 동안 구토하고 가슴이 답답하다면서 빠르게 숨을 몰아쉬었을 뿐, 의식은 명료했다.

그렇다면 환자를 괴롭힌 질환은 무엇일까? 아주 간결하게 말하면 당뇨병이다. 어린 시절부터 인슐린 분비에 문제가 생기는 소아 당뇨병에 해당했고 처음에는 시간에 맞추어 인슐린을 주사하며 그럭저럭 일상을 유지했다. 그러나 어느 순간부터 인슐린을 제대로 투여하지 않거나 과도한 음주 같은 일탈이 잦아졌다. 그래서 혈당이 널뛰기를 시작하고 급기야 70-110 사이가 정상범위인 혈당이 400-500을 훌쩍 넘는 상황이 발생했다.

혈당이 400-500을 넘는 상황이 지속하면 지나치게 높은 혈당이 케톤산을 만든다. 그리하여 pH 7.35에서 pH 7.45 사이가 정상인 인체의 산염기 균형이 산성으로 치달으면 그런 대사성 산증(metabolic acidosis)을 만회하려고 호흡수가 늘어난다. 호흡수가 늘어나면 혈액 내 이산화탄소 농도가 감소하여 조금이나마 산증을 줄일 수 있기 때문이다. 그래서 실제로 호흡곤란이 없으면서도 빠르게 숨을 몰아쉬는 증상이 발생하고 지나치게 높은 혈당이 구토를 초래하며 의식 저하와 급성 신부전으로 악화할 수 있다. 이런 당뇨병성 케톤산증(Diabetic Ketoacidosis)은 당뇨병의 가장 위험한 급성 합병증이다.

다만 앞서 말했듯, 치료는 복잡하지 않다. 정맥으로 대량의 수액을 빠르게 투여하고 저용량의 인슐린을 중증도에 따라 일정하게 투여하면 고혈당과 산증을 교정하고 급성 신부전의 위험도 낮출 수 있다. 물론 너무 늦게 응급실을 찾으면 그 모든 치료에 혈액투석까지 더하여도 회복하지 못하고 사망할 때가 종종 있다. 덧붙여 요즘과 달리 인슐린을 손쉽게 구할 수 없던 과거에는 사실상 치료법이 없는 무시무시한 합병증에 해당했다.

그렇다면 당뇨병은 어떤 질환이며 인슐린은 어떤 물질일까?

3.

'고대 이집트'라는 말에 우리는 스핑크스, 피라미드, 그리고 미라를 떠올린다. 그러나 고대 이집트인은 스핑크스와 피라미드, 미라만 만들지 않았다. 그들에게 다양한 분야에서 축척한 지식과 기술이 없었다면 스핑크스, 피라미드, 미라를 오늘날까지 전해질 만큼 정교하게 만들지 못했을 것이 틀림없다. 그래서 의학 분야에도 고대 이집트인이 남긴 '최초의 기록'은 적지 않다.

당뇨병도 마찬가지다. 기원전 1500년 무렵 기록한 에베루스 파피루스(Eberus papyrus)에 심한 갈증과 함께 소변량이 증가하는 질환이 등장한다. 또 기원전 2000년 무렵 기록한 카훈 파피루스(Kahun papyrus)에는 '갈증에 시달리는 여인'이란 기록이 등장하나 제목만 남아있을 뿐, 세부 내용은 전해지지 않는다. 다만 이 두 기록으로 고대 이집트에 당뇨병이 존재했고 고대 이집트인이 그런 증상을 질병이라 인식했다고 짐작할 수 있다.

한층 구체적인 기록은 기원전 5세기 인도에서 등장한다. 당대 최고의 의사로 손꼽힌 수슈루타(Sushruta)는 부유한 브라만 계급에서 주로 발생하는 질환을 언급했는데 개미가 모여들 만큼 달콤한 소변이 대표적인 증상이며 그 원인으로 곡물과 꿀을 지나치게 섭취하는 식습관을 지적했다.

그리스-로마시대에 접어들면 적어도 증상에 대해서는 매우 정확한 기록이 등장한다. 카파도키아 출신의 아레타에우스(Aretaeus of Cappadocia)와 갈레노스는 심한 갈증, 소변량의 증가와 달콤한 냄새, 과도한 음식 섭취에 이어 죽음으로 이어지는 당뇨병의 전형적인 사례를 기록했다. 특히 아레타에우스의 다음 기록은 매우 정확하다.

"신장과 방광은 끊임없이 소변을 생성합니다. 만성질환이라 증상이 나타날 때까지 꽤 오랜 시간이 걸리지만 일단 질환을 구성하는 요소를 모두 갖춘 다음에는 급속하게 진행하여 빠른 죽음을 초래합니다. 또 발병하여 죽음에 이를 때까지 삶이 매우 고통스럽고 끔찍합니다. 미칠 듯 목이 말라 엄청난 물을 마시나 그보다 많은 물이 소변으로 빠져나가 갈증은 사라지지 않습니다. 물을 충분히 마시지 못하면 입이 바싹하게 마르고 몸도 마찬가지입니다. 구토, 안절부절, 타는 듯한 갈증이 환자를 놓아주지 않습니다. 갈증이 만든 열기는 내장을 좀먹어 배가 쭈글쭈글해지며 정맥은 튀어나옵니다. 그러면서 손과 발의 감각이 무뎌지지만 고통은 여전합니다."

여기에서 나아가 중세 중국과 아랍에서는 심한 갈증, 과도하게 증가한 소변량, 소변의 달콤한 냄새에 덧붙여 발기부전과 팔다리의 궤양 같은 합병증까지 자세히 기록했다. 또 이집트, 인도, 그리스-로마, 중국, 아랍의 의사 모두 당뇨병의 원인을 과도한 음주와 탐식, 무절제한 성생활에서 찾았고 그런 생활습관을 교정하도록 권유했다. 그러나 당뇨병이 정확히 어떤 질환이며, 무엇이 원인이고, 어떻게 치료하느냐를 밝히는 것에는 1000년 남짓한 시간이 필요했다.

르네상스 시대를 거쳐 의학이 서서히 철학과 분리하면서 17-18세기에 다다르자 한층 과학적인 연구가 나타났다. 17세기 영국의 의사인 토마스 윌리스(Thomas Willis)는 요즘까지 사용하는 당뇨병(Diabetes mellitus)이란 병명을 만들며 당뇨병은 신장 질환이 아니라 혈액과 관련한 질환일 가능성이 크다고 주장했으나 아쉽게도 실험으로 증명하지는 못했다. 다만 윌리스와 같은 영국인인 매튜 돕슨(Matthew Dobson)이 당뇨병 환자의 소변을 가열하여 설탕과 유사한 당분 결정을 얻으면서 혈액에 과도하게 축적된 당분이 소변으로 빠져나오는 질환이란 가설이 지지를 얻기 시작했으며, 19세기에 접어들자 당뇨병으로 사망한 환자의 부검을 통해 새로운 사실이 알려졌다. 당뇨병으로 사망한 환자는 대부분 췌장이 쪼그라들거나 결석으로 가득했다. 따라서 혈액 내 과도한 당분, 소변의 당분, 췌장의 손상 같은 퍼즐 조각을 모았으나 아직 퍼즐 전체를 맞추지 못했다.

그런 상황에서 괴짜 프랑스인이 등장했다. 나폴레옹 1세의 영광이 쇠퇴하기 시작한 1813년에 태어나 공교롭게도 의사로 명성을 떨치던 무렵에는 나폴레옹 3세의 총애를 받은 클로드 베르나르(Claude Bernard)는 처음에는 의사가 되고 싶은 생각이 없었다. 진정으로 원한 꿈은 극작가였으나 평론가의 혹독한 비판에 좌절하여 의사가 되었고 독특하게도 동물실험에 집착했다. 임상시험에서 인간에 대한 윤리규정조차 없던 시절이니 동물실험은 매우 잔혹해서 아내와 자식들조차 클로드 베르나르에게 등을 돌리고 그의 동물실험을 반대했다.

물론 클로드 베르나르는 그런 항의에 눈썹 하나 까닥하지 않았다. 그는 당뇨병에 관한 동물실험에 착수했다. 우선 그는 당뇨병이 정확히 어떤 기관과 관계있는지 궁금해했다. 그래서 개의 경정맥(jugular vein)에 당분을 주사하고는 잠시 후 경동맥(carotid artery)에서 혈액을 뽑아 당분 농도를 조사했다. 19세기에는 폐가 호흡기관일 뿐만 아니라 당분도 분해한다는 주장이 많았기 때문이다. 그러니 경정맥에 당분을 주사하고 잠시 후 경동맥에서 뽑은 혈액에서 당분 농도가 낮다면 폐가 당분을 분해한다는 가설을 증명할 수 있다. 그러나 경동맥에서 뽑은 혈액의 당분 농도는 여전히 높았다. 그래서 폐는 당분 분해에 관여하지 않음을 증명했다. 그러자 이번에는 탄수화물이 많은 음식을 먹인 개를 해부하여 다양한 장기와 혈액 내 당분 농도를 측정했다. 놀랍게도 장기에 따른 당분 농도는 별다른 차이가 없었다. 그래서 특정 장기가 당분을 분해하는 것이 아니라 혈액을 통해 다양한 장기와 근육으로 공급한 당분은 해당 장소에서 사용하여 사라진다는 것을 밝혔다. 클로드 베르나르는 거기에서 멈추지 않고 이번에는 탄수화물이 거의 없는 음식만 한동안 먹인 다음 개를 해부하여 다양한 장기와 혈액 내 당분 농도를 측정했다. 그러자 놀랍게도 다른 장기에는 당분 농도가 높지 않으나 간(liver)에는 당분 농도가 높았다. 이런 연구를 토대로 클로드 베르나르는 당분을 섭취하면 인체는 혈액을 통해 다양한 장기와 근육에 공급하고 또 간이 여분의 당분을 저장하는 창고로 기능하는 것을 밝혔다. 물론 연구를 진행하면서 엄청나게 많은 개가 끔찍한 죽음을 맞이했다. 덧붙여 클로드 베르나르는 '당뇨병은 췌장의 질환이 아니라 중추신경계 질환이다'고 고집하며 스스로 한계를 만들었다.

그래도 클로드 베르나르 덕분에 퍼즐의 상당 부분이 맞추어졌다. 19세기 말에 이르자 다양한 의학자가 주로 개를 사용한 동물실험으로 당뇨병의 규명에 거의 근접했다. 그러니까 인체에 꼭 필요한 에너지원인 당분을 음식으로 섭취하면 소화하여 혈액을 통해 다양한 장기와 근육에 전달하고 그러면 장기와 근육이 필요한 만큼 소모하고 남은 당분을 간에 저장하는 것을 밝혀냈다. 또 개에서 췌장을 제거하면 모두 당뇨병이 발병하는 것으로 미루어 췌장이 혈액에 분비하는 어떤 물질이 없으면 혈액에 아무리 당분이 많아도 장기와 근육이 그 당분을 사용할 수 없음을 깨달았다.

이런 가설을 증명하고자 캐나다의 외과의사인 프레더릭 밴팅(Frederick Banting)은 1921년 5월 흥미로운 실험을 진행했다. 우선 수술을 통해 개의 췌장에서 십이지장으로 소화효소를 분비하는 관을 묶는다. 그러면 췌장의 소화효소 생산이 멈추어 시간이 흐르면 췌장에서 소화효소를 만드는 부분이 사라지고 '당분 사용과 관련한 미지의 물질'을 생산하는 부분만 남는다. 그때 다시 수술하여 췌장을 제거하면 개는 당뇨병에 걸린다. 개가 당뇨병에 걸린 것을 확인하면 이번에는 개에서 제거한 췌장-당분 사용과 관련한 미지의 물질을 생산하는 부분만 남은 상태-을 으깨어 정제한 다음 개에게 주사한다. 놀랍게도 췌장을 으깨어 정제한 물질을 주사하자 일시적으로 혈당이 정상범위로 내려갔다. 인류가 '인슐린(insulin)'을 발견한 순간이다.

다만 프레더릭 밴팅은 훌륭한 외과의사일 뿐, 생리학자나 생화학자가 아니었다. 인슐린이란 존재를 발견한 업적은 뛰어났으나 췌장에서 '미지의 물질'을 정제하는 방식은 조잡하고 서툴렀다. 그래서 생화학자를 비롯한 다른 의학자의 도움을 얻어 한층 세련된 방법으로 인슐린을 추출하는 것에 성공했으나, 동물실험만 거듭할 뿐 당뇨병 환자에 투여하는 시도는 엄두를 내지 못했다.

그런데 1922년 1월 극적인 상황이 발생했다. 당뇨병을 진단받은 14세 소년인 레너드 톰슨(Leonard Thompson)이 당뇨병성 케톤산증에 걸려 토론토병원에 입원했고 급격히 상태가 악화했다. 그때까지만 해도 생활습관 교정 외에는 특별한 치료가 없어 소년의 가족은 사실상 임종을 준비했다. 그래서 마지막 시도

로 정제한 인슐린을 소년의 엉덩이 근육에 주사했다. 안타깝게
도 최초의 시도는 실패했다. 인슐린의 품질이 좋지 않아 주사한
엉덩이 근육에 농양이 발생하여 상태가 더욱 악화했다. 그래도
포기하지 않고 다시 인슐린을 주사했고 드디어 극적인 효과가
나타났다. 520이던 혈당이 120으로 감소했고 케톤산증이 사라
졌다. 소년은 완벽히 회복하여 퇴원했고 인슐린의 도움으로 14
년의 삶을 더 누릴 수 있었다.

4.

탄수화물은 단백질, 지방과 함께 중요한 영양소다. 오늘날
의 침팬지처럼 채집활동으로 식량을 얻으면서 조그마한 동물,
곤충, 병들고 약한 동물 혹은 사체 같은 '기회주의적 육식'을 즐
기던 원시 인류가 정착하여 농경을 시작하면서 식량에서 탄수화
물이 차지하는 비중은 한층 커졌다. (요즘처럼 고기를 많이 먹
는 것, 육류를 통하여 단백질과 지방을 과도하게 섭취하는 것은
불과 100년 전부터이고 그마저도 인류 전체로 따지면 일부에 한
정한다.)

곡물이나, 꿀과 같은 색다른 재료에서 탄수화물을 섭취하
면 입에서 침을 분비하는 것을 시작으로 짧지 않은 소화과정을

거쳐 당분, 그러니까 포도당을 흡수한다. 그러면 다른 영양소와 마찬가지로 혈액을 이용하여 인체의 각 조직으로 운반하여 소모한다. 그런데 혈액에 있는 당분을 각 조직에 있는 세포가 이용하려면 췌장에서 만드는 호르몬인 인슐린이 필요하다. 당뇨병은 이런 인슐린이 분비되지 않거나 혹은 분비되더라도 기능에 문제가 발생하는 질환이다. 선천적 결함 혹은 후천적 손상으로 인슐린이 분비하지 않는 경우를 인슐린의존당뇨병 혹은 1형 당뇨병이라 부르고 인슐린의 기능에 문제가 발생하는 사례를 인슐린비의존당뇨병 혹은 2형 당뇨병이라 부른다. 다만 인슐린비의존당뇨병도 악화하면 인슐린 분비가 감소한다. 따라서 인슐린은 당뇨병 치료에 아주 중요하다. (물론 인슐린비의존당뇨병의 경우 초기에는 인슐린 투여가 필요하지 않다. 아주 소수의 사례는 초기에 발견하면 체중조절과 식이요법으로 교정이 가능하고, 대부분은 경구 혈당강하제를 꾸준히 복용하면 인슐린을 사용하지 않아도 혈당을 정상범위에 유지할 수 있다.)

어쨌거나 당뇨병이 발병하면 인체의 세포가 당분을 제대로 사용하지 못해서 혈액의 당분 수치가 상승한다. 그러나 혈액에 당분이 넘쳐나도 정작 당분이 필요한 세포에는 제대로 공급할 수 없다. 그래서 세포는 지속적으로 당분이 필요하다는 신호를 보내고 환자는 계속 허기를 느껴 음식을 찾는다. 하지만 음식을 먹어 혈액의 당분 수치를 높여도 인슐린의 문제로 세포에는 당분이 충분히 공급되지 않아 세포는 항상 굶주린다. 또 혈액의 당분 수치가 지나치게 증가하면 혈액의 농도가 진해진다. 그러면 인체는 혈액의 농도를 유지하려고 소변으로 당분을 내보낸다. 그런데 소변으로 많은 양의 당분을 배출하려면 많은 양의 수분도 함께 배출할 수밖에 없어 소변량이 증가하고 탈수가 일어나 심한 갈증을 느낀다. 또 앞서 말했듯, 아무리 음식을 먹어도 세포가 당분을 사용할 수 없어 엄청난 식사량에도 체중이 지속적으로 감소한다.

그러다가 혈당이 500 이상으로 지나치게 높아지면 인체의 지방조직에서 혈액으로 지방산을 배출한다. 지방산은 곧 케톤산으로 변하고 점차 pH 7.35에서 pH 7.45가 정상범위인 인체의 산염기 균형을 무너뜨려 심각한 산증(acidosis)을 만든다. 이런 당뇨병성 케톤산증은 당뇨병의 대표적인 급성 합병증으로 빈호흡(tachypnea)과 구토 같은 증상으로 시작하여 이후 의식저하와 저혈압이 발생하고 끝내는 급성 신부전을 비롯한 다양한 장기의 손상으로 사망을 초래한다.

운좋게 당뇨병성 케톤산증 같은 급성 합병증의 위기를 넘겨도 지나치게 높은 혈액 내 당분은 인체의 다양한 장기에 만성손상을 만든다. 실명에까지 이르는 망막손상, 혈액투석이 필요한 단계로 악화하는 만성 신부전의 직접적인 원인이 되며 심근경색과 뇌졸중 같은 혈관질환에도 간접적으로 영향을 미친다. 발기부전 역시 흔한 만성 합병증에 해당하고 면역이 약화하여 다양한 감염에 취약할 뿐만 아니라 상처가 쉽게 낫지 않아 발가락의 작은 상처가 궤양과 괴사로 이어져 발을 절단하는 사례로 악화하기도 한다.

다만 모두 당뇨병을 적절하게 치료하지 않았을 경우의 문제다. 인슐린비의존당뇨병은 초기에 발견하면 경구혈당강하제 복용으로 충분히 통제가 가능하고 늦게 발견하거나 인슐린의존당뇨병의 경우에도 매일 인슐린을 투여하는 것으로 심각한 합병증 없는 삶을 지속할 수 있다.

물론 인슐린을 발견하고 당뇨병성 케톤산증에 빠진 소년의 생명을 구한 기적 같은 일에도 불구하고 1920년대에는 치료가 원활하지 않았다. 심지어 1960년대와 1970년대에도 인슐린은 비싸고 구하기 힘든 약품에 해당했다. 인슐린을 구할 방법이 제한적이었기 때문이다. 1970년대까지는 인슐린을 사체 혹은 돼지의 췌장에서 추출했다. 당뇨병 환자에게 매일 인슐린이 필요한 것을 감안하면 생산량은 턱없이 부족했고 가격도 무척 비싸 당뇨병은 여전히 '서서히 다가오는 죽음'을 의미했다. 평생 모험과 로맨스 가운데 살던 헤밍웨이가 1961년 총기사고를 가장한 자살로 삶을 끝낸 것도 당뇨병에 걸렸고 의사의 아들이라 당뇨병 환자의 마지막 시간을 자세히 알았기 때문이다. 헤밍웨이 같은 유명인조차 충분한 인슐린을 구할 수 없었으니 일반 환자는 말할 것도 없었다.

다행히 생명공학의 발전으로 1978년 대장균의 DNA를 조작하는 방식으로 인간의 인슐린을 대량 생산할 수 있는 길이 열렸고 1982년부터 상업적인 생산을 시작했다. 덕분에 이제 당뇨병은 '서서히 다가오는 끔찍한 죽음'이 아니라 '통제 가능한 만성질환'에 불과하다.

그러나 꾸준히 치료하지 않으면 여전히 무시무시하고 참혹한 질병이다. 생각보다 많은 사람이 '어떻게 남은 생애 내내 매일 약을 먹거나 주사를 맞느냐?'고 항의하며 의사의 치료계획을 따르지 않는다. 삶을 유지하려면 식사는 하루에 2-3번, 물은 십수 번을 섭취할 필요가 있음에도 유달리 약에 대해서는 매일 섭취하는 것에 대한 거부감이 크다.

그래서 적지 않은 사람이 '경구 혈당강하제와 인슐린은 단순히 혈당을 낮출 뿐, 원인을 해결하는 근본적인 치료가 아니다'는 사기꾼의 달콤한 말에 넘어가 19세기와 20세기 초의 당뇨병 환자처럼 식이요법과 민간요법에 의존한다. 또 아예 치료를 포기하고 '될 대로 돼라'는 일탈을 감행하는 사례도 상당하다.

그리하여 운이 부족한 사람은 당뇨병성 케톤산증 같은 급성 합병증에 걸려 응급실에 실려오고 약간 운이 있는 사람은 실명, 만성 신부전, 절단이 필요한 발의 괴사 같은 만성 합병증에 걸려 응급실을 찾는다. 물론 후자가 전자와 비교하여 정말 약간이라도 운이 나은 것인지는 의문스럽다.

제5장

'다시 심장을 뛰게 하라'
에프네프린

Epinephrine

1.

'심정지 환자를 이송하고 있습니다. ○○세 남자 환자이며 갑작스레 쓰러져 주변에 있던 사람이 신고했습니다. 도착 당시 호흡과 맥박이 없어 심장압박을 시작했고 5분 후 도착 예정입니다.'

의학드라마에는 의료진이 요란하게 울리는 전화를 받으면 그 너머에서 긴박한 말투와 함께 위와 같은 내용의 말을 속사포처럼 쏟아내는 상황이 자주 등장한다. 현실도 비슷하다. 특히 최근 몇 년 동안 심정지 환자를 현장에서 응급실까지 이송하는 과정이 크게 개선됐다. 그러나 모든 심정지 환자가 그런 방식으로 응급실을 찾는 것은 아니다. 훨씬 예측하기 어렵고 준비할 시간이 없는 사례도 존재한다.

"의, 의식이 없어요!"

하얗게 질린 얼굴로 응급실에 뛰어든 택시기사의 외침과 함께 도착한 그날의 환자도 그랬다. 아무 병원이나 무조건 가까운 병원 응급실로 가자며 택시에 오른 중년 남자는 숨을 가쁘게 몰아쉬고 식은 땀으로 셔츠가 완전히 젖은 상태였다고 했다. 택시기사는 '119를 부르라'고 말했으나 중년 남자가 택시를 고집하자 어쩔 수 없이 최대한 액셀러레이터를 밟으며 우리 응급실을 향했다. 그러나 응급실 앞에 도착할 무렵, 조수석에 앉은 남자의 고개가 뒤로 젖혀졌다고 했다. 이동식 침대를 가지고 응급실 앞으로 달려나가니 택시기사의 말처럼 조수석에 축 늘어진 중년 남자가 있었다. 얼굴은 창백했고 셔츠가 식은 땀에 젖었으며 호흡과 맥박 모두 없었다. 축 늘어져 한층 무겁게 느껴지는 남자를 이동식 침대에 올리고 심장압박을 시작하며 응급실 내부로 미친 듯 밀고 들어갔다.

"지금 막 심정지가 발생한 환자예요. 심폐소생술을 시작합니다."

잔잔한 연못에 커다란 돌을 던진 듯, 응급실의 공기가 바뀌었다. 첫 번째 간호사는 나와 교대하여 심장압박을 계속하고 두 번째 간호사는 환자의 왼팔에서 말초정맥을 찾아 수액로를 확보했다. 세 번째 간호사는 후두경의 조명을 확인하고 내게 건네준 후, 기관내관(endotracheal tube)을 준비했다. 나는 '기역자' 모양의 후두경을 왼손에 들고 환자의 머리맡에 섰다. 그런 다음 후두경을 환자의 입에 밀어 넣었다. 혀를 젖히고 후두개를 들어 올리자 성대 사이로 기관이 보였다. 심장압박 때문에 그 구멍이 흔들렸으나 그렇다고 심장압박을 멈출 수 없었다. 간호사에게 넘겨받은 긴 기관내관을 잘 조준하여 그 구멍에 넣었다.

"23cm에 고정합니다. 암부백을 연결해서 인공호흡 시작하세요. 정맥로를 확보했으면 에피네프린(epinephrine)을 3분마다 투여합니다.”

응급실 간호사 모두 그런 상황에 익숙해서 잘 훈련한 군인처럼 움직였다. 2분 동안 심장압박을 시행했으나 잠깐 멈추고 확인한 심전도는 여전히 무정한 직선이었다.

“심장압박을 교대하고 계속 진행하세요.”

1분에 120회 가량 적절한 깊이로 심장을 압박하는 일은 체력을 요구한다. 압박하는 사람의 힘이 빠지면 정확한 위치와 깊이로 시행하지 못할 가능성이 크고 지나치게 빠르거나 너무 늦은 속도로 진행할 수도 있어 2-3분마다 교대한다. 그렇게 다시 2분의 시간이 흐르고 확인한 심전도에는 아이의 낙서처럼 불규칙하고 어지러운 곡선이 나타났다.

“심실세동입니다. 150J로 제세동합니다.”

제세동기의 전압이 상승하는 소리가 들리고 나는 제세동기의 작은 다라미 같은 전극을 양손에 들었다. 전압의 상승이 끝났음을 알리는 소리가 들리자 간호사가 전극에 젤을 발랐다. 나는 전극을 환자의 가슴 중앙과 왼쪽 옆에 대고 짧게 외쳤다.

“클리어!”

날카로운 외침에 암부백을 잡고 인공호흡을 시행하는 간호사를 제외하고는 모두 환자에서 물러났다. 그러자 나는 전극에 달린 버튼을 눌렀고 전기충격과 함께 환자가 요동쳤다. 그리고 다시 심장압박을 시작했다. 이번에는 2분이란 시간이 매우 길게 느껴졌다. 다행히 2분 후 시행한 심전도에는 규칙적인 곡선이 나타났다. 나는 환자의 사타구니 근처에서 대퇴동맥의 박동을 확인했다.

"80/40입니다."

혈압을 측정한 간호사가 말했다.

"도파민 투여를 시작하고 인공호흡기를 연결하세요. 머리 CT를 처방할 테니 바로 시행하고 심장내과 당직의사와 혈관조영술 팀을 호출하세요."

가쁜 숨, 식은 땀, 갑작스런 의식저하와 심정지, 심폐소생술 중 발생한 심실세동, 모두 급성 심근경색을 향하는 단서다. 다만 지주막하 출혈 같은 자발성 뇌출혈을 완전히 배제할 수 없어 심장내과 당직의사와 혈관조영술 팀이 준비하는 동안 머리 CT를 시행하기로 결정했다.

예상대로 CT에는 이상이 없었고 환자는 심혈관조영술을 위해 심혈관센터로 옮겨졌다.

2.

　죽음을 두려워하지 않는 인간은 극히 드물다. 죽음 자체가 인간이 경험하는 최악의 고통은 아닐지라도 '완전한 소멸'에 해당하며 '죽음 이후'의 시간은 존재 여부조차 확실하지 않기 때문이다. 신의 아들로 인간을 구원하겠노라 선언한 예수조차 최후를 맞이하기 전, 겟세마네에서 죽음의 공포를 이겨내려 몸부림쳤다. 그렇게 고대부터 인간은 죽음을 피하려고 노력했다. 혹은 죽음을 피할 수 없다면 언젠가는 꼭 부활하리라 믿으며 온갖 노력을 쏟았다. 진시황제처럼 불로장생의 방법을 찾고자 노력한 부류도 있고 이집트의 파라오처럼 부활을 믿으며 시체를 미라로 만들고 피라미드를 쌓은 부류도 있다. 진시황제와 파라오 같은 부와 권력을 누리지 못하는 평범한 인간도 부활과 영생에 대한 욕망은 다르지 않아 오늘날 대부분의 성공한 종교에는 영생, 부활, 윤회, 천국 같은 개념이 빠지지 않는다. 또 과거뿐만 아니라 오늘날의 인간도 영생에 집착한다. 비교적 평범한 부류는 '과학이 발전한 미래의 부활'을 믿으며 죽은 후 자신을 냉동인간으로 보전하는 회사에 투자하고, 제프 베조스 같은 억만장자는 수명 연장을 연구하는 과학자를 아낌없이 지원한다.

　같은 이유로 '죽음에서 되살리는 법'은 다양한 분야에서 관심을 모았다. 메리 셸리의 유명한 소설에 등장하는 '프랑켄슈타인'처럼 당시에는 '미지의 힘'에 해당한 전기를 이용하여 죽은 자를 되살리는 시도가 대중의 관심을 모으기도 했다. 그러나 정작 의학에서는 금방 죽음을 맞이한 사람을 되살리는 일조차 매우 어려웠고 실제로 진지한 시도는 오랫동안 이루어지지 못했다.

사실 꽤 오랫동안 무엇이 정확히 죽음을 초래하는지조차 제대로 알지 못했다. 그나마 '죽은 자는 숨을 쉬지 않는다'가 고대부터 알려진 사실이라 일단 '호흡곤란'이 죽음의 원인이란 사실에는 대부분 동의했다. 그래서 물에 빠지거나, 음식물 같은 이물질에 기도가 막히거나, 광산의 유독가스에 질식한 사람에게 투박한 형태의 '인공호흡'을 시행한 시도는 꽤 역사가 깊다. 1540년 벨기에인 의사인 아드레아스 베살리우스(Andreas Vesalius)는 목에 손상을 입거나 이물질로 기도가 막힌 동물의 목 앞부분을 절개하여 기관에 관을 연결하면 호흡이 가능하다는 사실을 기록했다. 또 비슷한 시기에 물에 빠져 호흡이 멈춘 사람의 입에 풀무를 이용하여 공기를 불어넣는 인공호흡을 시도하면 소생할 수 있음을 파라켈수스(Paracelsus)가 언급했다. 그러나 이런 시도는 기도가 막히고 호흡이 멈춘 후, 얼마 지나지 않은 경우에만 효과가 있었다. 시간이 경과하여 심장이 멈춘 다음에는 아무리 목 앞부분을 절개하여 기도를 확보하고 풀무를 사용하여 공기를 불어넣어도 소생하지 못했다. 멈춘 심장을 다시 뛰게 하려면 다른 방법이 필요했다.

　그런데 여기에서 잠깐 생명을 유지하는 가장 기본적인 요소를 살펴볼 필요가 있다. 멈춘 심장을 되살려 생명의 가장 기본적인 조건을 유지하려면 3가지가 필요하다. 첫 번째는 앞서 살펴본 것처럼 기도의 확보다. 호흡할 수 있는 통로를 확보하지 않으면 생명을 유지할 수 없고 멈춘 심장을 다시 되살릴 수도 없다. 두 번째는 호흡(breathing)이다. 단순히 공기를 들이쉬고 내뱉는 통로를 확보하는 것만으로는 충분하지 않을 때가 많아 그럴 때는 심장이 다시 뛰고 스스로 호흡할 수 있을 때까지 기계 혹은 다른 사람의 힘을 빌려 호흡을 만들어야 한다. 마지막 세 번째는 순환(circulation)이다. 호흡할 수 있는 통로를 확보하고 인공호흡을 시행해도 심장이 다시 뛰지 않으면, 혈액의 순환을 시작하지 않으면 생명을 유지할 수 없다.

　하지만 첫 번째인 기도의 확보, 두 번째인 호흡과 달리 세 번째인 순환, 그러니까 멈춘 심장을 되살리는 것은 19세기까지도 해결하기 힘든 문제였다. 단순하게 말하면 심장은 인체에 혈액을 공급하는 펌프에 해당해서 어떤 이유든 그 작동이 멈추면 인공호흡을 시행하는 것만으로는 다시 작동을 시작하는 사례가 드물기 때문이다. 멈춘 펌프를 다시 움직이려면 직접적인 물리적 요소가 필요했다. 요즘에야 그런 '직접적인 물리적 요소'가 심장 압박이란 것을 의료인이 아닌 일반인도 잘 안다. 의학드라마에서 쓰러진 사람에게 심장압박을 시작하는 장면은 매우 흔하고 일상에서도 누군가 정신을 잃고 쓰러지면 119에 신고하면서 자연스레 심장압박을 시작하는 것이 낯설지 않다. 그러나 지금은 너무 당연한 일도 '최초의 발견과 시도'는 만만하지 않은 법이다.

1874년 독일의 의학자 모리츠 쉬프(Morita Schiff)는 동물실험을 통해 개의 흉부를 절개하여 멈춘 심장을 짜내듯 직접 압박하면 경동맥에 박동이 생기고 그런 행위를 지속하면 가끔씩 심장이 다시 뛴다는 것을 발견했다. 루돌프 보엠(Rudolph Boehm)은 거기에서 나아가 고양이의 흉골과 갈비뼈 부분을 압박하면 절개하여 심장을 드러내서 직접 압박하지 않아도 같은 효과를 거둘 수 있음을 밝혔다. 하지만 동물실험과 인체의 적용은 완전히 다른 문제다. 몇몇 임상의사가 쉬프와 보엠의 방법을 실제 환자에게 사용했으나 이해의 부족을 비롯한 여러가지 문제로 별다른 성과를 거두지 못했다.

그러다가 1901년 노르웨이의 조그마한 도시 트롬쇠에서 우연하게 혁신이 일어났다. 당시 수술에는 클로로포름을 마취제로 널리 사용해서 수술 자체의 문제가 아니라 클로로포름의 독성 때문에 심정지가 종종 발생했고, 그때도 자궁적출술을 받던 환자가 클로로포름의 독성이 원인일 가능성이 큰 심정지를 일으켰다. 그때까지 그런 상황에서는 인공호흡 외에 특별한 응급조치가 없어 그저 죽음을 바라보는 경우가 많았으나 수술을 집도한 외과의사인 크리스티안 이겔스루드(Kristian Igelsrud)는 모험을 감행했다. 환자의 왼쪽 네 번째와 다섯 번째 갈비뼈를 절개하여 심장을 드러낸 다음, 손가락으로 직접 압박했다. 다행히 그가 손가락으로 환자의 심장을 강하게 압박하자 곧 심장이 다시 뛰었다. 물론 이겔스루드는 해당 사례를 크게 알리거나 자랑하지 않았으나 점차 주변에 알려졌고, 그러면서 20세기 초반 개흉술(흉부를 절개하여 심장과 폐를 드러내는 수술)을 통해 심장을 직접 압박하는 방법이 널리 퍼졌다. 그러나 개흉술을 이용하여 멈춘 심장을 직접 압박하는 행위는 오직 수술실에서만 가능했다. 그러니까 수술 중 갑작스레 발생한 심정지에는 대처할 수 있으나 개흉술을 신속하게 시행할 수 없는 장소에서는 여전히 인공호흡만 시행하며 죽음을 지켜볼 수밖에 없었다. 루돌프 보엠이 고양이를 이용한 실험으로 흉골과 왼쪽 갈비뼈를 압박하면 개흉술을 시행하여 직접 심장을 압박하는 것과 같은 효과를 거둘 수 있음을 이미 증명했으나 1958년 윌리엄 쿠벤호벤(William Kouwenhoven)이 다시 시행하기 전까지 거의 80년 동안 개흉술을 시행하지 않는 심장압박, 그러니까 오늘날과 같은 심장압박을 아무도 시도하지 않았다. 심지어 윌리엄 쿠벤호벤의 관심사도 처음에는 심장압박이 아니었다.

3.

18세기 중반 인류는 전기를 발견했다. 그리고 얼마 지나지 않아 근육의 움직임에 전기가 중요한 역할을 담당하는 것도 발견했다. 메리 셸리가 그녀의 소설에서 시체를 조립하여 만든 프랑켄슈타인에 생명을 불어넣는 수단으로 전기를 선택한 것도 그런 발견 때문이다. 그러다가 1850년대에 '심장의 비정상적인 떨림'이 알려졌다. 특히 심정지가 발생할 때, 심장이 정상적으로 움직이지 않고 오한으로 몸을 떠는 것처럼 빠르고 불규칙하게 떨리는 것을 발견했고 전기충격으로 그런 상황을 만들 수 있다는 것도 알아냈다. 그런 심장의 떨림은 '심실세동'이란 명칭을 얻었고 몇몇 의학자가 '전기충격으로 심실세동을 일으킬 수 있다면 역시 전기충격으로 심실세동을 멈출 수 있지 않을까?'란 의문을 품고 연구에 착수했다.

그러나 역시 치료 기술의 발전에는 짧지 않은 시간이 필요했다. 1940년대가 되어서야 소비에트 러시아의 의학자가 개에게 발생한 심실세동을 전기충격으로 치료하는 것에 성공했다.

제세동이라 부르는 이 시술은 이번에도 돌발적으로 인간에게 사용할 기회를 얻었다.

1947년 미국인 외과의사인 클로드 벡(Claude Beck)은 여느 때처럼 14세 소년의 흉골기형을 치료하기 위한 수술을 시행했다. 성공적으로 수술을 마치고 수술부위를 봉합할 무렵 갑작스레 심정지가 발생했다. 클로드 벡은 심장압박을 시행하려고 봉합을 열었고 불규칙하고 빠르게 떨리는 심장, 그러니까 심실세동을 발견했다. 동물실험에서 전기충격으로 심실세동을 치료한 사실을 떠올린 클로드 벡은 심장압박을 시행하면서 2차례에 걸쳐 심장에 직접 전기충격을 가했다. 70분 동안 심장압박을 지속하면서 2차례나 전기충격을 가한 것을 생각하면 소년의 상태는 매우 위중했을 것이다. 다행히 그 소년은 박동을 회복했고 다른 후유증 없이 회복했다.

원래 윌리엄 쿠벤호벤은 클로드 벡의 방법을 발전시켜 심장에 직접 전기충격을 가하지 않고 흉부에 전기충격을 가해서 심실세동을 치료하는 방법을 연구하는 의학자였다. (심장에 직접 전기충격을 가하려면 심장을 직접 압박할 때와 마찬가지로 개흉술이 필요하다.) 그런 과정에서 쿠벤호벤은 전기충격뿐만 아니라 심장압박도 비슷한 방법으로 시행할 수 있으리라 판단했다. 심장에 직접 전극을 부착하여 전기충격을 가하는 것이 아니라 흉부에 전극을 부착해서 전기충격을 가하는 것만으로 심실세동을 제거할 수 있다면 심장압박 역시 개흉술을 시행하여 직접 심장을 쥐어짜는 것이 아니라 흉부에 적절한 압력을 가하는 간접적인 방법으로 시행할 수 있다고 생각했다. 그리하여 1958년 윌리엄 쿠벤호벤은 오늘날에도 널리 사용하는 심장압박 방법을 개발했다.

이렇게 심장압박과 제세동이 발전하는 동안, 기도유지와 인공호흡도 발전했다. 환자의 입을 통하여 기관에 긴 기관내관을 삽입하여 기도를 확보하는 방법을 발명했고 거기에 사용하는 후두경 같은 도구도 개발했다. 인공호흡 역시 풀무를 사용하던 원시적인 방식에서 벗어나 '강철의 폐(Iron lung)'라 불리는 원시적인 인공호흡기를 거쳐 오늘날 병원에서 흔히 찾을 수 있는 인공호흡기를 개발했다. 하지만 심장압박, 제세동, 기관내삽관(endotracheal intubation, 기관내관을 삽입하여 기도를 유지하는 시술)과 인공호흡기만으로는 완벽하지 않았다. 약물이 빠졌기 때문이다.

4.

부신(adrenal gland)은 신장 위에 위치한 장기다. 신장과 비교하면 크기가 작아 7-10g 정도의 무게이며 신장이 오른쪽과 왼쪽, 2개가 있는 것처럼 부신도 2개가 존재한다. 인간 외 다른 동물에도 대부분 신장과 짝지어 존재하나, 해부할 때 주의를 기울이지 않으면 그냥 지방으로 생각하고 지나치기 쉽다. 뇌, 심장, 폐, 간, 신장 같은 장기의 기능을 비교적 빨리 찾아낸 것과 달리 부신의 기능은 19세기 무렵에야 구체적으로 알려지기 시작했다.

재미있게도 처음 부신의 기능에 집중한 부류는 천식을 연구하는 의학자였다. 오랫동안 인류를 괴롭힌 천식은 19세기 중반까지도 기후가 따뜻하고 습한 지역에서 요양하는 것 외에는 구체적인 치료법이 없었다. 그래서 많은 의학자가 천식의 치료제, 그러니까 기관지가 수축하여 호흡곤란이 발생하는 문제를 해결할 수 있는 약물을 찾으려 노력했다. 그런 가운데 1894년 런던대학에 소속한 두 명의 의학자, 조지 올리버(George Oliver)와 에드워드 샤퍼(Edward Schafer)가 부신에서 추출한 물질을 투여하면 심장박동이 증가하고 혈압이 상승한다는 사실을 밝혀냈다. 조지 올리버와 에드워드 샤퍼는 그들이 부신에서 추출한 물질을 투여하면 동맥의 근육은 수축하고 기관지의 근육은 이완하는 것을 알아냈고 그 성과에 자극받아 많은 의학자가 그 부신 추출물의 정확한 정체를 밝히고 화학식을 찾아내려 연구했다.

그리하여 1901년에는 부신 추출물을 정제하고 화학식을 규명하는 것에 성공했고 이때부터 아드레날린(adrenalin)이란 이름을 얻었다. 그러면서 동맥의 근육을 수축하고 기관지의 근육을 이완하는 기능에 대한 체계적인 연구를 시작했다. 현대의학의 중요한 발견이 잇따른 시대답게 1905년에는 아드레날린이 호르몬의 일종이며 부신에서 분비되지만 뇌가 직접적으로 통제하고 교감신경을 자극한다는 것을 알아냈다. 하지만 앞서 말했듯, 그때까지 아드레날린을 연구한 의학자 대부분은 천식의 치료제로 생각했다. 그래서 기관지의 근육을 이완하는 기능에 집중했고 어떤 방식으로 투여하면 효율적으로 기관지의 근육을 이완하여 천식이 초래하는 심각한 호흡곤란을 완화할 수 있는지에 관심을 기울였다. 그들이 처음에 주로 사용한 경구와 정맥주사란 고전적인 투여법, 그러니까 먹는 것과 혈관에 주사하는 것은 천식 치료에 적합하지 않았다. 경구 투여는 효과가 크지 않았고 혈관에 주사하면 기관지의 근육을 이완하는 효과와 함께 동맥의 근육을 수축하는 효과도 강하게 나타나 심장박동이 지나치게 빨라지고 혈압이 극단적으로 상승했다. 그런 문제를 해결하여 1920년대에는 피하에 주사하는 방법을 개발했고 1930년대에는 증기 형태로 흡입하여 기관지 근육을 이완하여 기관지를 확장하는 효과는 극대화하고 심장박동 증가와 혈압 상승 같은 문제는 최소화할 수 있었다. 또 아드레날린은 화학식이 비교적 간단해서 쉽게 합성하여 대량 생산할 수 있어 천식치료제로 각광받았다.

그런데 영국을 제외한 국가에서는 에피네프린이란 이름으로 알려진 이 물질을 정맥으로 주사했을 때 심장박동 증가와 혈압상승이 발생한다는 사실은 1960년대 이후 심폐소생술이 발전하면서 주목받았다. 기도를 확보하고 제세동으로 심실세동을 제거하고 심장압박을 시행하는 것만으로 멈춘 심장의 움직임을 되살리는 것이 원활하지 않은 상황을 종종 마주했기 때문이다. 따라서 에피네프린을 정맥으로 주사하면 심장박동이 급격히 증가하고 혈압이 상승하는 것으로 미루어 심장압박으로 물리적 자극을 주면서 동시에 에피네프린을 투여하면 한층 효과적으로 멈춘 심장의 움직임을 되살릴 수 있으리라 판단했다. 그런 가설은 동물실험과 임상시험, 현장에서 자주 사용되면서 사실로 밝혀졌다.

그래서 오늘날 심정지 환자가 발생하면 즉시 심장압박을 시행하고 기관내삽관을 통하여 기도를 확보한다. 또 심전도를 부착하여 심실세동을 확인하면 제세동 — 의학드라마와 달리 심실세동이 발생하지 않는 심정지에는 제세동을 시행하지 않는다 — 을 시행하고 심장박동을 회복할 때까지 3분마다 에피네프린을 정맥으로 주사한다. 다만 우리의 일반적인 생각과 달리 이 모든 과정이 확립된 것은 1960년대 이후다. 그러니까 2차 대전을 다룬 영화와 드라마에서 위생병 혹은 군의관이 오늘날과 같은 심장압박을 시행하는 것은 시나리오 작가의 상상에 불과하다.

제6장

'영혼을 고치는
간단하고 효과적인 방법'
항정신병약물

Antipsychotics

1.

젊은 사내는 안절부절못했다. '안절부절'이란 단어가 그만큼 어울리는 상황도 드물 정도였다. 보호자로 동행한 중년 사내는 환자의 그런 태도가 당혹스러운 듯했다. 물론 그런 상황에서는 평정을 유지하기 어렵다. 그러나 그 상황이 전부가 아니었다. 앞으로 펼쳐질 상황은 한층 당혹스러울 가능성이 컸다.

"인근 대학병원으로 전원이 필요합니다."

보호자는 깜짝 놀랐다. 만화처럼 눈이 커지는 듯 느껴질 정도였다.

"아니, 혈액검사라든가, 혹은 소변검사라든가, 그런 검사가 필요하지 않습니까? 여기에서 가능하지 않으면 경찰을 불러 국과수에라도 보내야 하는 것이 아닙니까? 어떻게 검사도 하지 않고 대학병원으로 가라고 합니까?"

틀린 말은 아니었다. 혈압, 맥박, 호흡수, 체온 같은 생체징후를 측정하고 문진과 신경학적 검사, 이학적 검사를 시행한 것이 전부였다. 물론 생체징후를 측정하고 문진부터 신경학적 검사와 이학적 검사를 시행하는 것은 진료의 시작이며 가장 중요한 부분이나, 의료인이 아닌 입장에서는 '아무 것도 하지 않은 단계'라 생각할 수 있다.

"조용한 곳에서 잠깐 말씀드리겠습니다."

나는 보호자를 응급실 한쪽으로 데려갔다. 보호자는 순순히 따라왔다.

"안타깝게도 환자의 증상은 망상에 해당합니다. 그러니까 실제로 일어난 일이 아니란 뜻입니다. 물론 망상의 원인이 꼭 정신과 문제는 아닙니다. 갑상선 기능항진증, 뇌종양 같은 질환으로도 망상이 발생할 수 있습니다. 모든 정신과 문제가 그렇습니다. 정신과 문제, 마음의 병으로 진단하려면 뇌의 기질적 병변 같은 문제, 그러니까 다른 질환이 원인으로 생긴 증상이 아닌지 감별해야 합니다. 쉽게 말해 육체의 문제가 아니란 것을 확실히 확인해야 마음의 문제라고 판단할 수 있습니다. 그러나 안타깝게도 우리 응급실에서는 그 두 가지를 명확하게 감별하기 어렵습니다. 그래서 인근 대학병원으로 전원할 수밖에 없습니다."

그러나 보호자의 표정은 변하지 않았다. 보호자는 여전히 망상이 아니라고 판단한 듯했다.

"그렇지만 정말 독가스일 수도 있지 않습니까? 그러니 우선 독가스에 대한 검사부터 해주세요."

독가스라, 독가스에 노출한 사람이 멀쩡하게 걸어서 응급실을 찾아 길고 긴 이야기를 풀어 놓을 수 있을까? 정말 가스에 노출했어도 그런 가스는 독가스가 아니지 않을까? 무엇보다 환자의 증상은 망상이 확실했다. 정신과 문제 외에도 뇌종양 같은 문제를 감별해야 했으나 망상만큼은 확실했다.

"그럼 어쩔 수 없이 제가 환자와 짧은 대화를 나누겠습니다. 잘 들으시기 바랍니다."

보호자와 나는 환자에게 돌아왔다. 나는 최대한 차분하고 우호적인 태도로 물었다.

"그러니까 택시기사가 독가스를 틀었을 때, 환자께서는 어디에 있었습니까?"

이제야 자신의 말을 믿느냐는 표정으로 환자는 자신만만하게 말했다.

"조수석에 있었어요. 그래서 더 많이 노출된 것 같아요."

조수석이라. 뒷좌석도 큰 차이는 없으나 조수석이면 더욱 좋았다.

"그럼 운전석과 조수석의 공간이 완전히 분리되었습니까? 한국에 그런 구조의 택시는 흔하지 않아서요. 대부분의 택시는 운전석과 조수석뿐만 아니라 뒷좌석까지 모두 같은 공간인 구조니까요."

환자는 당연한 사실을 왜 묻느냐는 표정으로 고개를 저으며 대답했다.

"아뇨. 같은 공간인 구조였습니다. 보통 택시로 위장했으니

까요. 눈에 띄면 범죄를 저지를 수 없으니 완벽하게 위장했더라구요."

상황이 무르익었다. 기승전결에서 기와 승을 지나 이제 전과 결을 시작할 시기였다.

"그렇다면 택시기사가 방독면을 착용했습니까? 눈에 띄는 방독면이 아니라도 마스크로 위장한 특수 방독면이라든가, 뭐 그런 도구를 착용했습니까?"

그 질문에 환자는 짧게 말했다.

"아니요. 특별히 착용한 것은 없었어요."

그 말에 보호자는 당황했다. 택시기사가 방독면을 착용하지 않고 독가스를 틀었다면 둘 다 노출될 수밖에 없기 때문이다. 그러니 환자의 이야기는 앞뒤가 맞지 않았다. 나는 잠깐 침묵한 후, 보호자에게 말했다.

"그럼 진료의뢰서를 작성하겠습니다."

물론 환자 앞에서 망상을 논리적으로 공격하는 행위는 가능하면 피해야 한다. 정신과 의사가 그런 식으로 행동하면 환자와 치료적 관계를 원활하게 형성하기 어렵다. 그러나 그때는 어쩔 수 없는 상황이었다. 인근 대학병원 응급실로 전원하여 정신과와 신경과 양쪽에서 진료하는 것이 필요했으나 보호자를 설득하지 않고는 가능하지 않았기 때문이다.

환자는 '독가스에 공격당했다'고 주장하며 내원한 젊은 사내였다. 택시를 타고 귀가하던 중, 택시기사가 독가스를 살포했고 신호등에 걸려 정차한 틈을 이용하여 기습적으로 차문을 열고 미친 듯 달려 가까스로 납치당할 위기를 벗어났다고 했다. 그런 진술은 아주 전형적인 망상에 해당한다.

그런데 망상이 아주 터무니없는 사례는 드물다. 대부분은 언뜻 개연성이 충분하다 착각할 수도 있다. 그러나 이야기가 마지막에 다다르면 고개를 갸웃거릴 만한 허점이 드러난다. 물론 환자의 교육 정도와 사회경제적 지위에 따라 망상의 정교함이 다르다.

그래서 의과대학 실습생 시절, 망상에 빠진 환자를 처음 마주했을 때는 깜빡 속을 뻔했다. 그때 폐쇄병동에서 만난 환자도 젊은 남자였고 내가 의과대학 실습생이란 신분을 밝히자 주변을 살피더니 나지막한 목소리로 말했다.

"그럼 선생님은 아직 의사가 아니군요. 정말 다행입니다. 여기 의사들은 모두 믿을 수 없어요. 의사들이 나쁜 것이 아니라 저를 여기에 가둔 사람과 병원 윗선이 결탁한 상황이라 그럴 수밖에 없지만요. 선생님은 아직 의대생이니 믿을 수 있겠어요."

불안한 눈빛으로 그는 재빨리 본론으로 들어갔다.

"저는 Y대를 졸업하고 OO에 다녔어요. OO은 아시죠?"

Y대는 서울의 명문대이며 OO은 유명한 대기업이다. 내가 고개를 끄덕이자 그는 속사포처럼 말을 이었다.

"우리 회사에는 S대 출신은 거의 없고 Y대 출신과 K대 출신이 많습니다. 임원도 대부분 그렇죠. 그래서 Y대 출신과 K대 출신 간에 알력이 심해요. 그런데 제가 업무 중에 우연히 K대 출신 임원의 비리를 찾아냈어요. 솔직히 말하면 겁부터 났습니다. K대 출신이 유달리 서로 끈끈하잖아요. 무엇보다 회사 내에 K대 출신이 만든 보이지 않는 조직이 있어요. 그와 비교해서 우리 Y대 출신은 자유롭고 개인주의적이죠. 그러니 제가 비리를 찾아낸 것을 알면 그 K대 출신의 비밀조직이 가만히 있겠습니까? 그래서 조용히 넘어가려고 했는데 이미 K대 출신이 눈치챘더군요. 그래서 제가 혹시 비리를 알릴까봐 정신이상자로 몰아서 여기에 감금했습니다. 처음 진단한 의사, 경찰 그리고 여기 병원 경영진까지 모두 결탁했어요. 불쌍한 부모님은 그들에게 완전히 속았구요."

의대생 무렵의 나는 꽤 순진해서 그의 말이 사실인지 거짓인지 처음에는 구분하기 힘들었다. 그의 의무기록에 망상이 기록되어 있었으나 정말 그의 말처럼 K대 출신 임원의 음모일 가능성도 있다고 생각했다. 그러나 그런 생각은 다음 순간 사라졌다.

"잠깐! 이런 들켜버렸어요. K대 임원이 저를 여기에 감금하기 전, 머리에 비밀장치를 심었습니다. 그래서 제가 이렇게 비밀을 말하면 그들이 찾아옵니다. 죄송해요. 선생님까지도 위험하게 만들었어요. 선생님이 제 말을 믿는다고 판단하면 그들은 선생님도 가만두지 않을 거에요."

머리에 심은 비밀장치라. '내 귓속의 도청장치'처럼 전형적인 망상에 해당했다. 그후로도 응급의학과 의사로 일하면서 망상에 빠진 환자를 적지 않게 마주했으나 학벌, 종교, 직업 같은 배경에 따라 세부적인 내용이 조금씩 다를 뿐, 전반적인 구조는 비슷했다.

2.

<일리아드>와 <오디세이아>는 그리스 신화에서 가장 널리 알려진 이야기다. 일리아드는 트로이 전쟁을, 오디세이는 트로이 전쟁에 참전한 오디세우스가 고향인 이타카로 돌아가는 모험을 다루고 있어 따지고 보면 두 이야기 모두 트로이 전쟁과 관련한다.

실제로 발생한 사건을 다양한 이야기꾼이 상상력을 발휘하여 다시 창조했을 가능성이 큰 트로이 전쟁 이야기, 그러니까 <일리아드>의 개요는 다음과 같다.

님프인 테티스는 아름답기로 유명하여 제우스를 비롯한 많은 신들의 관심을 끌었으나 '테티스가 낳은 아들은 아버지를 능가한다'는 예언이 알려지자 상황이 반전한다. 제우스, 포세이돈, 하데스, 이들 세 형제 역시 아버지인 크로노스를 살해하고 권력을 쟁취한 만큼 이 예언이 섬뜩할 수밖에 없었다. 그래서 테티스는 신과 결혼할 수 없다고 명령 받고 그에 따라 인간인 펠레우스와 결혼한다. 그래도 아름답기로 유명한 여신답게 테티스와 펠레우스의 결혼식에 대부분의 신이 초대를 받아 참석했으나 딱 한 명, '불화의 여신'인 에리스만이 초대 받지 못했다. '불화의 여신'을 결혼식에 부르지 않는 것은 당연하나 에리스는 분노했고 특기를 살려 '가장 아름다운 여신에게 바친다'는 말과 함께 황금사과를 결혼식장에 보낸다. 그러자 에리스의 예상대로 분란이 발생했다. 제우스의 아내인 헤라, 지혜와 전쟁의 여신인 아테네, 아름다움과 사랑의 여신인 아프로디테가 서로 자신이 사과의 주인이라 주장하며 설전을 벌였다. 여신들의 설전에 질린 제우스는 문제가 신들 사이의 싸움으로 확대하는 것을 막고자 황금사과와 세 여신을 평범한 양치기에게 보내 판결을 맡긴다.

세 여신은 양치기에게 자신을 선택하라며 저마다 나름의 공약을 제시했다. 헤라는 제우스의 아내답게 세상 누구보다 큰 부와 권력을 약속했다. 전쟁의 여신인 아테네는 전장의 승리와 영광을 제시했다. 반면에 사랑의 여신인 아프로디테는 세상에서 가장 아름다운 여인과의 결혼으로 양치기를 유혹했다. 양치기는 잠깐 고민한 끝에 아프로디테를 황금사과의 주인으로 선택했다.

차분히 생각하면 세 여신 가운데 누구를 선택해도 양치기의 미래는 불운한 가능성이 컸다. 나머지 두 여신이 앙심을 품을 것이 틀림없기 때문이다. 또 그 양치기가 단순히 평범한 양치기가 아니란 것이 문제였다. 그는 트로이의 통치자인 프리아모스의 아들이었다. '장차 트로이를 멸망으로 이끈다'는 예언 때문에 버려졌던 터라, 그 평범한 양치기, 그러니까 트로이의 왕자 파리스의 선택은 단순히 개인의 비극에서 끝나지 않고 트로이 전체의 재앙이 되었다.

어쨌거나 아프로디테는 약속을 지키려고 파리스에게 왕자란 신분을 찾아주었다. '세상에서 가장 아름다운 여인'과 결혼하려면 평범한 양치기보다는 트로이의 왕자가 확실히 유리했기 때문이다. 그러나 진짜 문제는 파리스의 신분이 아니었다. '세상에서 가장 아름다운 여인'인 헬레네가 이미 결혼했고 심지어 남편이 스파르타의 왕인 메넬라오스인 것이 문제였다. 그러나 약속은 약속이라 아프로디테의 도움을 얻은 파리스는 스파르타에 사절로 가서 헬레네와 도주한다.

당연히 분노한 메넬라오스는 전쟁을 선언했다. 메넬라오스가 다스리는 스파르타도 강력한 국가였으나 그의 형인 아가멤논이 다스리는 미케네는 당시 동부 지중해의 최강국에 해당했다. 그뿐만 아니라 헬레네의 복잡한 결혼서약 ─ 그리스의 왕 대부분이 헬레네에게 구혼해서 분쟁을 방지하고자 구혼자는 헬레네의 선택을 수용하고 필요하면 전쟁을 일으켜서라도 그 결혼을 지켜야 한다고 맹세했다 ─ 으로 인하여 그리스의 군주 대부분이 연합군에 참여했다.

아가멤논을 맹주로 하는 그리스 연합군은 트로이 해안에 상륙할 때만 해도 손쉬운 승리를 예상했다. 그러나 프리아모스를 중심으로 한 트로이 진영은 만만한 상대가 아니었다. 헤라와 아테네, 포세이돈이 노골적으로 그리스 연합군을 도왔으나, 제우스는 프리아모스를 동정했고 아프로디테와 그녀의 불륜 상대인 전쟁의 신 아레스가 트로이에 가담했다. 또 아프로디테와 아레스 외에도 태양의 신이자 신들 중 최고의 명궁에 해당하는 아폴론도 트로이 진영을 도왔다.

그런데 아폴론이 처음부터 트로이를 도운 것은 아니다. 아폴론도 제우스처럼 프리아모스를 동정했으나 아프로디테와 아레스처럼 적극적으로 돕는 쪽은 아니었다. 그러나 그리스군을 지휘하는 아가멤논이 아폴론 신전을 약탈하고 늙은 신관의 딸을 노예로 끌고 가면서 상황이 달라졌다. 분노한 아폴론은 트로이군을 축복했을 뿐만 아니라 그리스 진영에 전염병을 일으켰다.

그러자 다양한 군주가 모여 처음부터 삐걱이던 그리스 연합군은 내분에 빠졌다. 특히 가장 뛰어난 전사인 아킬레우스가 아가멤논의 경거망동이 재앙을 만들었다고 비난하면서 상황은 더욱 악화한다. 아가멤논은 어쩔 수 없이 아폴론에게 사죄하는 제물을 바치고 늙은 신관에게 딸을 돌려주면서 가까스로 위기를 모면하나, 이번에는 아킬레우스에게 앙심을 품어 그가 차지할 전리품을 몰수함으로써 그리스 진영의 내분은 한층 깊어진다.

이런 그리스 진영의 내분과 함께 프리아모스의 뛰어난 지도력, 헥토르와 아이아네스의 활약으로 트로이 전쟁은 10년이나 지속한다. 그리고 아가멤논과 아킬레우스는 극단적으로 반목하는데 아킬레우스의 행동을 살펴보면 매우 흥미롭다. 그리스뿐만 아니라 지중해 최고의 용사이며 전장에서는 맞설 상대가 없는 무시무시한 힘을 발휘하나 분노를 주체하지 못하고 폭주할 때와, 반면에 깊은 우울에 빠져 막사 밖으로 나오지 않고 칩거할 때가 너무 많다. 변덕이 심하고 충동적이며 불처럼 타오를 때와 아무것도 하지 못할 만큼 차갑게 식을 때를 반복한다.

그래서 <일리아드>에서 아킬레우스의 성격을 묘사하는 단어는 조증(mania)을 가리키는 단어와 동일하다. 또 히포크라테스 같은 고대 그리스의 의사도 극도의 흥분과 극도의 우울을 반복하는 조울증을 질병으로 인식했다.

그러나 정신질환의 이런 깊은 역사와 달리 효과 있는 치료법의 역사는 매우 짧다. 고대부터 중세까지는 감금하여 격리하는 것이 유일한 치료였다. 르네상스를 넘어 19세기, 심지어 20세기 초반까지도 상황은 크게 다르지 않았다. 아킬레우스가 않았을 가능성이 큰 조울증부터 망상과 함께 정신이 점차 황폐화하는 조현병까지 환자를 격리하여 가두는 것 외에는 방법이 없었다. 정신병원을 의미하는 영어단어인 'Asylum' 자체가 잠재적인 범죄자를 수용하는 시설이란 느낌이 강하다.

다행히 현대의학이 서서히 힘을 발휘하는 19세기 후반에 접어들자 정신질환의 치료에도 새로운 변화가 나타났다.

3. ·

19세기 후반과 20세기 초반, 정신질환을 치료하려는 새로운 접근은 크게 두 가지였다. 첫 번째는 정신질환을 다른 질환과 마찬가지로 육체의 문제로 인식하는 시도였고, 두 번째는 정신질환을 문자 그대로 '정신의 문제'라 판단하는 시도였다.

우선 첫 번째 시도는 의학이 발달하여 해부학과 생리학, 생화학 같은 분야의 지식이 쌓이면서 활기를 얻었다. 예를 들어 갑상선의 역할과 갑상선 호르몬의 기능을 밝히자 갑상선기능항

진증(hyperthyroidism)에 걸린 환자는 조증 같은 행동을, 갑상선기능저하증(hypothyroidism)에 걸린 환자는 울증에 해당하는 행동을 보이므로 조울증 역시 호르몬의 불균형이 문제라는 가설이 나타났다. 또 매독이 악화하여 중추신경계(뇌와 척수를 의미한다)를 침범한 신경매독의 증상은 치매와 비슷하며 매독균에 의한 뇌손상이 원인이다. 그러니 조로성 치매(dementia praecox)라 불린 조현병도 뇌의 손상이 원인이라 판단하는 주장이 나타났다. 합리적이고 설득력 있는 주장이었으나 그 주장을 바탕으로 효과적인 치료법을 개발할 만큼 의학과 과학의 발전이 충분하지 못했다.

그러면서 주장이 엉뚱한 방향으로 흘렀다. 정신질환이 호르몬의 불균형, 뇌의 손상 같은 질환이라면 효과적으로 치료하는 방법을 찾기 전에는 역시 사회에서 격리하는 것이 최선이라 판단하는 여론이 나타났다. 나아가 특정한 가문에서 조로성 치매가 흔한 것으로 미루어 정신질환 대부분은 유전병이며 효과적인 치료법이 없으니 정신질환에 걸린 사람이 자손을 남기지 않아야 한다는 주장으로 치달았다. 그런 주장은 20세기 초반의 우생학이 득세하는 사회 분위기와 맞물려 적지 않은 호응을 얻었다. 미국에서도 20세기 초반 많은 주정부가 정신질환에 걸린 사람에게 불임시술을 시행하는 정책을 펼쳤다.

그리고 그런 정책은 독일에서 절정에 도달했다. 1차 대전에 패배하고 경제적으로 궁핍하던 1920년대 초반부터 정신질환자에게 불임시술을 시행하고 정신병원에 수용하는 정책은 인기를 얻었는데, 1930년대 초반 히틀러가 정권을 획득하면서부터 완전히 다른 차원으로 발전했다. 우생학을 맹목적으로 신봉한 히틀러는 1933년 수상에 취임한 직후부터 단순한 불임시술이 아니라 정신질환자를 영구히 사회에서 격리하는 법, 그러니까 정신질환자를 대량으로 살해하는 정책을 구상했다. 그리하여 1939년 9월 1일, 폴란드 침공을 개시하면서 정신질환자를 제거하는 명령도 승인했다. 그 명령으로 1939년부터 1941년 8월까지 70,000명 가량의 정신질환자를 공식적으로 제거했다. 명목상으로는 '샤워장'인 제거시설에 정신질환자가 들어가면 일산화탄소 같은 독가스를 살포하는 방식으로 제거를 진행했고 금니를 회수하여 예산에 보탰다. 나치 독일은 이 방식을 유대인 학살에도 적용했고, 1941년 공식적으로 정신질환자의 제거가 끝난 후에도 비공식적 집행을 계속했다. 최종적으로 나치 독일이 집권한 1933년부터 패망한 1945년까지 40만 명에게 불임시술을 시행했고 약 20만 명에서 27만 명에 달하는 사람들을 '제거'한 것으로 추정한다.

정신질환을 육체의 문제로 인식하는 시도가 기괴한 방향으로 치닫는 동안, 정신질환을 정신의 문제, 그러니까 마음의 병으로 판단하는 시도는 적지 않은 성과를 거둔다. 재미있게도 두 번째 시도를 이끈 사람은 나치 독일의 박해를 피해 영국으로 망명할 수밖에 없던 유대계 오스트리아인 지그문트 프로이트다. 1856년에 태어난 프로이트는 중추신경계를 연구하는 신경학자로 경력을 시작했으나 큰 성과를 거두지 못하자 본격적으로 인간의 정신을 탐구한다. 정신질환의 원인을 육체의 문제에서 찾으려는 시도와 달리 프로이트는 육체가 성장하는 것처럼 정신도 성장하며 그런 성장과정에서 발생한 문제가 정신질환의 원인이라 생각했다. 그는 정신분석학이란 새로운 학문을 창시하여 조울증과 조현병 같은 질환을 규명하려 했을 뿐만 아니라 오이디푸스 컴플렉스처럼 오늘날에도 널리 사용하는 심리학의 개념을 정립했다.

1945년 2차 대전이 끝날 무렵에는 두 가지 시도 가운데 어느 쪽이 우세한지 명확하지 않았다. 정신질환을 육체의 문제라 생각하는 첫 번째 시도는 우생학과 손을 잡고 끔찍한 재앙을 만들었다. 정신질환을 순수하게 정신의 문제로 탐구하는 두 번째 시도는 프로이트를 통하여 정신분석학으로 나아갔고 문화와 예술의 영역에서 큰 힘을 얻었으나 그들의 승리를 선언하기에는 의학적 성과가 부족했다.

4.

　한때 조로성 치매라 불린 조현병은 대표적인 정신질환이다. 전체 인구의 0.5~0.8%에서 발병할 만큼 흔한 질환이며 증상은 매우 다양하다. 그러나 한때 정신분열증이란 이름으로 불렸을 만큼 질환이 악화하면 인지기능에 심각한 장애가 발생하고 나아가 건설적인 작업을 실행하여 일상을 유지하는 기능을 해친다. 앞서 말했듯, 증상은 매우 다양하나 청소년기부터 젊은 성인기에 발병하는 사례가 많고 환각과 환청을 비롯하여 다양한 망상을 동반하는 경우가 잦다. 조로성 치매라 불린 이유도 이런 특징 때문이다. 그러니까 조금 독특한 면이 있으나 일상을 유지하는 것에 문제가 없던 평범한 젊은이가 갑작스레 환청과 환상을 동반한 망상에 사로잡히는 것이 전형적인 사례다. 또 그런 발병에는 학업, 직장 같은 스트레스가 방아쇠처럼 작용하는 듯 느껴질 때가 많다. 균일하게 악화하는 사례보다 호전과 악화를 번갈아 반복하는 경우가 많으나 최종적으로는 일상을 유지할 수 없는 상황으로 내몰린다. (물론 효과적인 치료법이 없던 시절의 결말일 뿐이다. 오늘날에는 제대로 치료하면 일상을 유지할 수 있다.)
　프로이트를 따르는 정신분석학자는 조현병의 원인과 악화하는 과정에 매우 설득력 있는 이론을 제시했다. 그러나 안타깝게도 그런 이론에 따른 치료가 실질적인 성과를 거두는 사례는 극히 드물었다. 또 조현병의 전형적인 사례에서 발생하는 망상의 경우 그 원형이 비슷하다. 쉽게 말해서 소비에트 러시아에 사는 조현병 환자는 KGB가 자신을 감시하고 있으며 머리에 몰래 도청장치를 심었다고 믿고, 미국에 사는 조현병 환자는 CIA 혹은 FBI가 자신을 감시하고 있으며 인공위성과 직접 연결하는 추적장치를 자신에게 달았다고 말한다. 티벳인은 중국 정부가 비슷한 일을 한다고 믿고 유대인은 시온주의 비밀조직이 자신에게 비슷한 일을 저지른다고 생각한다. 그러니까 환자의 배경에 따라 감시의 주체가 달라질 뿐, 망상의 원형은 놀랍도록 비슷하다. 조현병이 순수하게 정신의 문제라면 망상의 원형이 거의 비슷한 것을 설명하기 어렵다.

그래서 정신질환을 육체의 문제, 그러니까 뇌의 구조적 이상 혹은 생화학적 불균형이라 판단하는 주장이 다시 힘을 얻었다. 그리고 1952년 뇌의 도파민 수용체를 억제하는 클로르프로마진(chlorpromazine)을 조현병 치료제로 사용하면서 새로운 장이 열렸다. 클로르프로마진을 시작으로 개발한 많은 약물은 조현병뿐만 아니라 조울증 같은 대부분의 정신질환에 탁월한 효과를 보였고 오늘날 정신질환은 꾸준히 치료하면 일상을 영위할 수 있는 만성질환일 뿐이다. (물론 치료를 중단하면 언제든 심각한 상황으로 악화할 수 있다.)

　　그런데 재미있게도 여전히 정신질환에 사용하는 다양한 약물이 어떤 방식으로 작용하는지 정확히는 모른다. 조현병과 조울증 같은 정신질환이 어떤 과정으로 발병하는지도 여전히 완벽히 알지 못한다. 어느 정도 윤곽만 밝혔고 나머지는 추정할 뿐이다. 그러니 정신분석학은 정신질환의 원인과 과정을 명확하게 설명하나 실제로 치료효과는 미미하고, 정신질환에 사용하는 다양한 약물은 그 작용기전을 완벽하게 알지 못하나 신기하게도 치료효과는 탁월한 셈이다.

제7장

'마법의 탄환을 찾아라'
항생제

Antibiotics

1.

환자의 눈은 멍하니 허공을 바라보거나 아예 초점이 없다. 하얀 머리카락은 힘없이 흐트러지고 움푹한 뺨의 피부는 주름져 있다. 때로는 코에 탄력있는 투명한 플라스틱 비위관(코를 통해 위까지 삽입하는 탄력있는 플라스틱 관으로 삼킴장애가 있는 환자에게 약물을 투여하고 음식을 공급하는 용도로 사용한다)을삽입한 경우도 있으나 환자는 각각 구분하기 힘들 만큼 얼굴이 비슷하다. 얼굴을 제외한 신체의 다른 부위도 마찬가지다. 근육과 지방이 사라져 피부 아래 바로 뼈가 있는 듯한 팔과 다리, 건강했던 시절의 큰 틀만 남은 몸통은 야적장에 있는 퇴역한 기관차와 항구 한편에 있는 낡은 선박을 떠올리게 한다.

외양뿐만 아니라 다른 부분도 대부분 비슷하다. 요양병원 혹은 요양원에서 전원한 이유의 대부분은 발열 혹은 기력 저하다. 또 과거에 우리 응급실에서 진료한 경우에는 남아있는 의무기록이 매우 길다. 우리 응급실이 처음인 경우에는 책에 가까운 두꺼운 서류를 의무기록으로 제출한다. 파킨슨병, 알츠하이머 치매, 뇌경색, 뇌출혈, 저산소성 뇌손상처럼 요양병원과 요양원에서 생활하기 시작한 기저질환도 비슷하다. 그들 대부분은 집을 떠나 요양병원 혹은 요양원과 급성기 질환을 담당하는 종합병원을 오고가는 삶을 지속한다. 그렇게 요양병원과 종합병원을 오고 가는 동안 의무기록이 조금씩 늘어나고 어느새 책을 떠올리게 하는 분량으로 쌓인다.

앞서 말했듯, 그런 환자가 급성기 질환을 진료하는 응급실에 전원하는 이유의 대부분은 발열이다. 발열은 감염에서 발생하는 대표적인 증상이니 그런 환자가 전원하는 이유의 대부분은 감염인 셈이다.

그렇다면 그들은 왜 감염에 취약할까? 이유는 복합적이다. 그들 가운데 상당수는 당뇨병과 고혈압 같은 만성질환도 지니고 있으며 특히 당뇨병은 감염의 위험을 높인다. 또 아무리 세심하게 간병하고 간호해도 건강한 사람보다 영양상태가 나쁠 수밖에 없다.

그러나 가장 큰 이유는 그들 대부분이 제대로 거동하지 못하기 때문이다. 아예 '침대에 누워만 있는 상태(Bed ridden state)'와 아주 짧은 거리만 보조기의 도움을 받아 겨우 움직일 수 있는 상황은 그 자체가 감염에 취약할 뿐만 아니라 신체의 전반적인 기능을 떨어지게 한다.

우선 침대에 누워만 있는 경우, 소변과 대변의 배설이 원활하지 않아 요로감염에 취약하다. 또 침 혹은 음식을 제대로 삼키지 못하거나 구토가 발생했을 때 토사물이 식도가 아니라 기도로 넘어가 폐렴을 일으킬 위험이 커진다. 그뿐만 아니라 사소한 호흡기 감염에도 가래를 효과적으로 배출할 수 없어 역시 폐렴으로 악화할 가능성이 커진다. 또 누워 있으면 등과 엉덩이의 피부가 눌려 욕창(bed sore)이 쉽게 발생한다. 덧붙여 요양병원과 요양원은 넓지 않은 공간에 감염에 취약한 사람을 많이 수용하다보니 독감, 감기, 바이러스성 장염 같은 질환이 발생하기 쉽다.

다음으로 침대에 누워만 있거나 아주 짧은 거리만 겨우 보행할 수 있는 경우, 팔과 다리의 근육부터 기력이 떨어진다. 특히 다리의 근육은 단순히 몸을 움직이는 역할에 그치지 않고 혈압의 조절을 통하여 심장 기능에도 영향을 준다. 또 근육은 감염과 같은 상황에서 우리 몸을 보다 길게 버티도록 도와주는 자원이며, 무엇보다 보행 기능을 상실하여 운동량이 줄어들면 신체의 모든 기능이 함께 쇠락한다.

어쨌든 그렇게 요양병원과 요양원에서 발열을 증상으로 전원하는 환자에게 가장 흔한 감염병은 폐렴과 요로감염이다. 간병과 간호가 적절하지 않은 사례에서는 욕창과 함께 연조직염이 발생하나 일반적인 사례는 아니고 때로는 담낭염(cholecystitis)과 간농양(liver abscess) 같은 간담도계 감염도 발생한다. 그래서 요양병원에서 발열을 증상으로 내원한 환자를 진료할 때는 폐렴, 요로감염, 간담도계 감염에 초점을 맞추고 욕창도 확인해야 한다.

아울러 요양병원과 요양원에서 전원한 환자의 경우에는 항생제를 선택할 때도 주의가 필요하다. 폐렴만 예를 들어도 그들이 걸린 폐렴은 흔히 말하는 '지역사회 감염 폐렴(Community acquired pneumonia)'이 아니라 '병원 감염 폐렴(Hospital acquired pneumonia)'에 해당하기 때문이다. 일반인에게는 그 차이가 쉽게 다가오지 않겠으나 의료인에게 병원 감염 폐렴은 한층 강력한 항생제, 정확히 말하면 보다 최근에 개발한 항생제가 필요하며 지역사회 감염 폐렴에 사용하는 항생제를 투여하면 자칫 환자를 잃을 수도 있다는 뜻이다.

그럼 병원 감염 폐렴에 한층 강력하고 보다 최근에 개발한 항생제가 필요한 이유는 무엇일까? 그 질문에 답하려면 항생제의 역사를 돌아봐야 한다.

2.

인간은 아주 쉽게 과거를 아름답게 꾸민다. '참 좋았던 시절'이란 단어와 함께 예전에는 세상살이에 따뜻한 정이 있었으며 오염되지 않은 자연에서 한층 건강하게 살았노라 회상한다. 재미있게도 오늘날뿐만 아니라 과거에도 그랬다. 심지어 고대의 선조도 마찬가지다. 구약성서에는 에덴 동산과 '노아의 대홍수'

이전에 존재한 풍요로운 세상이 등장하고 그리스 신화에도 '황금의 시대'를 시작으로 '은의 시대'를 거쳐 '철의 시대'로 세상이 쇠락했다는 이야기가 있다. 동아시아에도 '요임금과 순임금이 다스리던 시대'란 낙원이 존재한다.

그러나 안타깝게도 그런 이야기 대부분은 사실과 거리가 멀다. 특히 오늘날과 과거를 비교하면 확실히 그렇다. 우리가 품는 낭만적인 환상과 달리 과거는 궁핍하고 잔인하며 냉혹한 시대였다. 20세기 초반, 화학비료와 농약이 농업 생산성을 비약적으로 개선하기 전까지 인류의 대부분은 늘 굶주렸다. '굶어 죽는다'는 매우 배가 고프다는 것을 말하는 은유적인 표현이 아니라 문자 그대로 아사하는 것을 의미했다. 또 대부분의 감염병에 무기력했다. 에드워드 제너가 널리 보급한 종두법을 제외하면 예방접종은 전무했고, 항생제가 존재하지 않아 일단 감염이 발생하면 원인을 치료할 방법이 없었다. 심지어 감염의 원인도 명확하게 알지 못해서 방역도 제대로 이루어지지 않았다.

그러니 19세기까지도 가뭄, 홍수, 태풍, 냉해 같은 자연재해가 조금만 발생해도 굶어 죽는 사람이 속출했다. 굶어 죽지 않아도 겨우 죽지 않을 정도의 식량으로 삶을 이어가다가 주기적으로 발생하는 전염병에 몰살당할 가능성이 컸다. 또, 꼭 무시무시한 전염병이 아니어도 일상 모두에 짙은 죽음의 그림자가 도사렸다. 나무가지에 찔리거나 피부에 작은 종기가 생기거나 도구에 베이고 뜨거운 물체에 데는 것 같은 일상의 사소한 부상도, 상처가 붉게 부풀어 오르고 역한 냄새의 고름이 차오르면 그 다음에는 사시나무처럼 떨다가 몸이 불같이 뜨거워진 후 의식을 잃고 사망했다. 오늘날에는 소독과 항생제 투여로 손쉽게 치료할 수 있는 상처감염이 과거에는 주요 사망원인에 해당했다.

그런 상황에서도, 앞서 말했듯 항생제가 존재하지 않고 '미생물이 감염을 일으킨다'는 사실을 알지 못해서 제대로 대처하지 못했다. 신에게 도움을 청하거나 미신에 의존했고 때로는 유대인과 정신질환자, 거지와 떠돌이를 재앙의 원인으로 지목하여 살해함으로써 분노와 불안을 달랬다. 의사를 불러도 상황은 크게 달라지지 않았다. 상처에 더러운 붕대를 감고 동물의 똥오줌을 바르거나, 심지어 상처에 펄펄 끓는 기름을 붓고 중금속 같은 독약을 처방하기도 했다. 그래도 호전하지 않으면 대량의 피를 뽑는 사혈요법을 시행해서 오히려 죽음을 앞당겼다.

따라서 '타임 슬립'을 소재로 하는 드라마에서 '수백 년 전 과거로의 여행'을 신나고 낭만 가득한 모험으로 그려내는 것과 달리 우리 대부분은 19세기에서조차 운이 좋아야 겨우 며칠을 생존할 것이다.

다행히 18-19세기부터 과학의 발전과 함께 의학에도 새로운 변화가 나타났다.

3.

　　오늘날의 빈은 중부 유럽의 크지 않은 공화국인 오스트리아의 평범한 수도로 과거의 영광을 간직한 조용한 도시이나 19세기 중반의 비엔나는 지금의 오스트리아, 체코, 슬로바키아, 슬로베니아, 헝가리, 옛 유고 연방, 루마니아, 폴란드 일부, 이탈리아 일부를 다스리는 합스부르크 가문의 근거지이며 오스트리아-헝가리 제국의 수도였다. 그런 만큼 유럽의 문화와 예술을 선도하는 도시였으며 의학도 마찬가지였다.

　　이그나츠 제멜바이스(Ignaz Semmelweis)는 헝가리 출신이란 제약 — 오스트리아계 귀족이 상류층을 차지했다 — 에도 임상의사로 실력을 인정받아 1840년대 중반 비엔나의 대형병원 산과에서 자리를 얻었다.

　　당시 산과 의사가 마주하는 상황은 끔찍했다. 오늘날에도 여전히 출산은 상당히 위험하나 당시에는 무사히 아이를 낳아도 산욕열(Puerperal fever)로 사망할 가능성이 컸다. 산욕열은 출산과정에서 발생하는 상처에 세균이 감염하는 질환으로, 제멜바이스가 의사로 일하던 무렵 산욕열로 산모가 사망할 가능성은 작게는 20%, 많게는 30%였다.

외골수에 고집쟁이였으며 집요한 성격인 제멜바이스는 산모의 사망율을 낮추려고 노력하던 중에 귀족과 부유한 시민이 주로 입원하는 병동보다 가난한 사람이 입원하는 병동에서 산욕열의 발생이 오히려 적고 사망율도 낮다는 사실을 발견했다. 귀족과 부유한 시민이 입원하는 병동에서는 의사가 출산을 맡고 가난한 사람이 입원하는 병동에서는 산파가 출산을 담당하는 것이 두 병동의 거의 유일한 차이였다. 당시에는 '세균 같은 미생물이 감염을 일으킨다'는 사실이 알려지지 않아 피와 고름이 잔뜩 묻은 옷이 '실력 좋은 의사'의 상징처럼 여겨졌고 병동에서 사용하는 침대, 이불, 환자복도 제대로 세탁하지 않을 뿐만 아니라 수술도구도 마찬가지였다. 반면에 산파는 출산을 도울 때 깨끗한 옷을 입고 산모와 아이도 따뜻한 물로 씻길 때가 많아 당연히 산파가 출산을 담당하는 병동의 감염 가능성이 작을 수밖에 없었다. 그래서 제멜바이스는 손씻기를 강조하고 의사의 복장, 수술도구, 환자의 침대와 이불 같은 물건을 깨끗하게 세탁하여 사용하도록 지시했다. 그러자 의사가 출산을 진행하는 병동에서도 20%에 육박하던 산모의 사망율이 1.27%까지 감소했다.

현대의 관점으로 보면 '감염관리'에 있어 혁신적인 발견이었으나 제멜바이스는 고집불통의 헝가리인이며 토론보다 우격다짐에 익숙해서 당대 빈 의학계의 지지를 얻지 못했다. '왜 손씻기가 중요하냐?'는 의문을 합리적으로 설명하지 않고 동료 의사를 막무가내로 살인자라 비난하는 행동은 주변의 반감을 샀고 제멜바이스 자신의 영혼도 좀먹었다. 그리하여 제멜바이스는 편집증과 피해망상을 보이며 가족을 위협한 끝에 정신병원에서 길지 않은 생애를 마감했다.

그래서 '감염관리의 선구자'란 영광은 영국의 의과의사 조지프 리스터(Sir Joseph Lister)에게 돌아갔다. 1852년 의과대학을 졸업한 리스터는 의사 경력의 대부분을 대영제국의 최전성기인 빅토리아 여왕의 시대에 군의관으로 보냈다. 그러니 군대에서 발생하는 다양한 외상에 익숙했고 특히 절단 수술에 탁월했다. (오늘날과 달리 당시에는 사지의 심한 외상의 경우, 절단이 생명을 구할 수 있는 유일한 방법에 해당했다.) 그런데 아무리 신속하고 정확하게 수술해도 수술부위 감염으로 인해 사망율이 45-50%에 이르렀다. '세균이 감염을 일으킨다'는 가설이 조금씩 관심을 얻을 때라 리스터는 석탄산(carbonic acid, 유독물질이라 요즘에는 상처소독에 사용하지 않는다)으로 수술부위와 수술도구를 광범위하게 소독하는 방식으로 수술부위 감염을 줄이려고 시도했다. 그렇게 리스터가 시도한 새로운 방식의 효과는 놀라웠다. 1865년부터 새로운 방법을 시작하자 45-50%에 이르던 수술부위 감염으로 인한 사망률이 1869년에는 15%까지 감소했다.

조지프 리스터도 매우 경건한 기독교인으로 제멜바이스 못지 않게 고집이 강했다. 하지만 잘생긴 얼굴과 건장한 체격을 지닌 영국군 군의관과 막무가내로 욕설을 퍼붓는 헝가리인 의사는 주변에 완전히 다른 평판을 만들었다. 또 산욕열에 희생되는 산모보다는 전장에서 부상당한 군인이 새로운 치료법을 시행하기에 유리했다. 그래서 제멜바이스의 '손씻기'가 얻은 시큰둥한 반응과 달리 리스터의 소독법은 열광적인 반응을 이끌어냈다. 또 주류 의학계에서 인정받지 못하고 정신병원에서 쓸쓸하게 삶을 마감한 제멜바이스와 달리 조지프 리스터는 영국을 넘어 유럽에서 '위대한 의학자'로 명성을 날렸고 1897년에는 남작 작위를 얻어 귀족이 되었다.

그러나 제멜바이스의 '손씻기'와 리스터의 '소독법' 모두 감염을 예방하는 방법일 뿐, 발생한 감염에 대한 치료는 아니다. 그래서 여전히 상처감염과 전염병을 비롯한 다양한 감염병이 인류를 괴롭혔다.

4.

리스터의 소독법이 눈부신 효과를 거두자 많은 의학자가 석탄산을 소독뿐만 아니라 감염의 치료에도 사용하려 시도했다. 간단히 설명하면 석탄산으로 단순히 수술부위와 상처를 소독하는 것에 그치지 않고 감염이 발생한 부위에 투여하거나 심지어 혈액에 주사했다. 물론 결과는 처참했다. 감염이 발생한 부위를 석탄산으로 과격하게 씻으면 세균도 사멸하나 정상 조직도 크게 손상하고 회복도 현저히 늦어졌다. 또 석탄산 같은 물질을 혈액에 주사하면 적지 않은 환자가 사망하고 생존해도 심각한 후유증에 시달렸다. 따라서 인체의 정상조직에는 해롭지 않으면서 감염을 일으키는 세균만 선택적으로 공격하는 '마법의 탄환' 같은 물질이 필요했다.

그런 '마법의 탄환'을 찾으려는 경쟁에서 작으나마 처음으로 성공을 거둔 사람은 파울 에를리히다. 1854년 프로이센에서 태어난 유대계 독일인인 파울 에를리히는 임상의사로서도 실력이 훌륭했으나 현미경을 사용하여 인체의 다양한 세포를 관찰하는 것에 뛰어났다. 그런데 현미경으로 세포를 자세히 관찰하려면 화학물질을 사용하여 염색하는 과정이 필요했다. 인체의 세포뿐만 아니라 감염병을 일으키는 세균 역시 현미경으로 관찰하려면 염색하는 과정이 필요했는데 세포와 세균의 종류에 따라 염색에 사용하는 화학물질이 달랐다. 거기에서 파울 에를리히는 '마법의 탄환'을 만들 실마리를 찾았다. 그는 같은 원리를 사용하여 특정한 세균만 공격하고 인체의 세포에는 크게 해롭지 않은 화학물질을 찾아내서 '마법의 탄환'으로 사용할 수 있을 것이라 판단했다.

일단 파울 에를리히는 매독(Syphilis)을 대상으로 실험을 시작했다. 매독은 대표적인 성병으로 르네상스 시대부터 왕과 귀족, 가난한 농민과 노동자를 가리지 않고 널리 퍼져 심각한 사회 문제였으며 수은을 사용한 기존의 치료법은 독성이 지나치게 크고 효과는 미미했기 때문이다. 물론 매독을 일으키는 세균만 공격하고 인체에는 크게 해롭지 않은 화학물질을 찾아내는 과정은 많은 노력과 인내를 요구했다. 온갖 화학물질을 합성하여 실험한 끝에 드디어 1909년 비소를 사용한 화학물질이 인체에는 크게 새롭지 않으면서 매독을 일으키는 세균을 효과적으로 제거하는 것을 발견했고 1910년 살바르산(Salvarsan)이란 이름으로 상용화했다.

임상시험뿐만 아니라 실제 진료현장에서도 살바르산의 효과는 뛰어났다. 덕분에 유대인이란 약점에도 파울 에를리히는 유럽 전체에서 명성을 날렸으나 엄밀히 말하면 살바르산은 매독에만 효과가 있을 뿐, 다양한 감염을 치료할 수 있는 '마법의 탄환'은 아니다.

1914년 1차 대전이 발발하고 1918년 11월 11일 독일이 항복할 때까지 서부전선에서 끔찍한 참호전이 이어지면서 막대한 인명피해가 발생했다. 그런 사망자 가운데는 상처감염으로 사망한 부상자도 많고 발진 티푸스 같은 감염병으로 사망한 사례도 적지 않아 '마법의 탄환'을 찾으려는 열기는 한층 뜨거워졌다.

그러나 '마법의 탄환'을 찾는 길은 만만하지 않았다. 많은 의학자가 좌절하고 포기한 끝에 1930년대 초반 게르하르트 도마크(Gerhard Domagk)가 아조 염료와 황을 결합한 화학물질이 인체에는 해롭지 않으면서 세균에 선택적인 독성을 지닌다는 것을 발견했다. 1933년부터 임상시험을 시작하여 독일의 제약회사 바이엘이 프론토질(Prontosil)이란 상품명으로 생산을 시작한 이 물질이 바로 최초의 항생제인 설파제(sulfonamide)다.

독일뿐만 아니라 영국과 프랑스, 대서양 건너 미국에서도 선풍적인 인기를 끈 설파제는 몇 년 후 발발한 2차 대전에서 전장의 모습을 완전히 바꾸었다. 여전히 전쟁은 많은 생명을 삼켰으나 적어도 상처감염으로 인한 사망은 크게 감소했다. 전장에서 부상을 입으면 의무병이 바로 분말 형태의 설파제를 상처에 뿌리고 야전병원으로 이송하면 설파제를 주사로 투여하고 수술 부위에도 사용하면서 상처감염 자체가 극적으로 줄었기 때문이다.

설파제를 시작으로 2차 대전이 끝날 무렵에는 합성한 화학 물질이 아니라 미생물(정확히 말하면 진균류)에서 추출한 새로운 항생제인 페니실린이 등장했다. 그러면서 온갖 항생제가 쏟아졌다. 이른바 '항생제의 황금시대'가 열렸다. 그런 항생제 대부분은 페니실린처럼 미생물에서 추출하는 방식과 설파제처럼 화학적으로 합성하는 방식, 이렇게 크게 두 가지 방식으로 개발됐다. 상처감염, 연조직염, 골수염, 종기, 뇌수막염, 폐렴, 요로감염, 심지어 결핵까지 역사 이전부터 인류를 괴롭히던 질병이 과학 앞에 무릎을 꿇었고 장밋빛으로 가득한 미래가 펼쳐졌다.

그러나 20세기 후반, 그러니까 1980-1990년대에 접어들자 예상하지 못한 문제가 발생했다. 그때까지 인류가 개발한 어떤 항생제에도 굴복하지 않는 무시무시한 세균, 이른바 '슈퍼 박테리아'가 등장한 것이다.

5.

진화는 모든 생물에서 균일하게 진행하지 않는다. 악어와 상어처럼 오랜 시간 동안 거의 변화하지 않아 '살아있는 화석'이라 불리는 생물도 있고 동아프리카의 외딴 호수에 사는 시클리

드과 물고기처럼 비교적 짧은 시간에 다양한 변종으로 진화한 생물도 있다.

그렇다면 왜 어떤 생물은 오랜 시간에도 모습이 거의 변하지 않는 반면에 또 어떤 생물은 짧은 시간에도 매우 다양한 모습으로 변화할까? 설명은 의외로 간단하다. 과거의 모습으로 현재에도 번성할 수 있으면 굳이 모습을 바꾸지 않는다. 반면에 과거의 모습으로는 도저히 현재에 적응할 수 없다면 어떻게든 살아남으려고 모습을 바꿀 수밖에 없다. 그러니까 악어와 상어가 수천만 년 전부터 거의 변하지 않은 이유는 변하지 않아도 생존하고 번성하는 것에 지장이 없기 때문이며, 동아프리카 호수의 시클리드과 물고기가 온갖 모습으로 변한 이유는 그러지 않고서는 도저히 살아남을 수 없기 때문이다. 이렇게 생존하고 번성하려고 진화를 재촉하는 힘을 생물학에서는 진화압(evolutionary pressure)이라 부른다.

1980년대와 1990년대에 불어닥친 '슈퍼 박테리아의 악몽'은 진화압을 이용하면 쉽게 이해할 수 있다. 다양한 감염병을 일으키는 세균의 입장에서 항생제의 출현은 매우 심각한 진화압이 틀림없다. 그러니 세균도 다른 모든 생물과 마찬가지로 멸종하지 않고 생존하려고 어떠하든 항생제에 적응했을 것이다. 항생제를 분해하는 효소나 항생제의 구조를 변화하여 무력화하는 효소를 만들거나 세포에 침투한 항생제를 신속하게 세포 밖으로 배출하는 장치를 마련하는 식으로 세균은 진화했다. 또 인간처럼 상대적으로 수명이 긴 생물의 진화에는 수천 년 혹은 수만 년 단위의 시간이 필요한 반면에 세균과 진균처럼 수명이 매우 짧은 생물은 고작 수 년의 시간에도 다양한 변종이 발생한다.

그래서 1930년대 후반에 이미 설파제에 저항성을 지닌 세균이 출현했다. 1940년대 후반과 1950년대 초반에 페니실린에 저항성을 지닌 세균이 출현한 것을 감안하면 새로운 항생제를 출시하고 돌아서면 곧바로 저항성을 지닌 세균을 마주하는 셈이다. 그래도 20세기 후반까지는 큰 문제가 없었다. 미생물에서 추출하는 방식이든, 화학적으로 합성하는 방식이든 손쉽게 새로운 항생제를 개발했기 때문이다. 또 이미 존재하는 항생제의 구조를 변화하고 새로운 물질을 첨가하는 방식으로도 기존의 항생제에 저항성을 지닌 세균을 제압할 수 있었다.

그러자 1980년대에 이르자 이미 너무 많은 항생제를 개발해서 이제는 새로운 항생제를 개발할 후보물질이 거의 바닥났다. 반면에 이제 인류는 항생제의 사용에 익숙해져 하루도 항생제 없이 살 수 없는 상황에 이르렀다. 인간의 감염병을 치료하는 의학적 목적 외에도 양어장, 양계장, 축산농가에서 생선, 닭, 돼지, 소 따위의 질병을 방지하고 빠른 시간에 살찌우려고 엄청나게 많은 항생제를 사용한다. 그렇게 다양한 목적으로 막대한 양의 항생제를 사용할수록 세균도 한층 강력한 진화압을 받아 더 빨리 해당 항생제에 대한 저항성을 획득한다. 그런 세균을 제압하려면 새로운 항생제가 필요하나 이제는 과거의 '황금시대'만큼 새로운 항생제를 빨리 찾아낼 수 없어 여러 종류의 항생제를 섞어 사용하거나 강한 독성 따위의 문제로 오랫동안 사용하지 않은 '잊혀진 항생제'를 사용하기도 하는데, 이는 어디까지나 임기응변의 미봉책에 불과하다.

과연 우리는 감염병의 전선, 세균과의 오랜 투쟁에서 계속하여 우위를 차지할 수 있을까?

제8장

'가장 오랫동안 사랑받는
약물', 아스피린

Aspirin

1.

창백한 얼굴의 환자는 옷을 흠뻑 적실 만큼 식은땀을 줄 줄 흘렸다. 또 가쁘게 내쉬는 숨소리는 환자와 보호자뿐만 아니라 응급실에 있는 모두를 불안으로 내몰았다. 나는 119 구급대의 이동식 침대에서 응급실 침대로 환자를 옮기고 즉시 심전도를 시행했다. 예상대로 심전도에는 ST분절의 상승, 급성 심근경색을 의미하는 변화가 명확했다. 아직 혈압은 정상범위였고 '쥐어짜는 듯한 흉통'도 30분 전부터 시작했다. 따라서 다행히 너무 늦지 않게 응급실에 도착한 사례였다.

"모르핀 5mg을 정맥주사로 투여하고 아스피린 300mg과 플라빅스 600mg을 경구로 투여하세요. 바로 심혈관조영술 팀을 호출하세요."

그러면서 핫라인 전용 휴대폰을 들고 심장내과 당직의사의 전화번호를 눌렀다. 착신음이 길게 몇 번 들리다가 딸깍이는 소리와 함께 통화가 연결되자 속사포처럼 말했다.

"응급의학과 곽경훈입니다. OO세 남자 환자로 기저질환은 없으며 내원 30분 전부터 쥐어짜는 듯한 흉통을 호소했고 식은땀을 동반했으며 혈압은 정상범위이나 심전도에서 V1에서 V5까지 ST분절 상승이 명확하여 응급 심혈관조영술이 필요한 상황입니다. 아스피린과 플라빅스는 이미 투여했습니다."

심장내과 당직의사가 '알겠습니다'라고 대답하면 그때부터 초조한 시간이 흐른다. 우리 병원의 경우, 응급실에서 심장내과 당직의사와 심혈관조영술 팀을 호출하면 심혈관조영술을 시작할 때까지 20-25분이 걸린다. 심혈관조영술을 시행하는 다른 병원과 비교하여 크게 느린 것은 아니나 심혈관조영술을 준비하는 것에 불과 5분이 걸린다고 해도 응급의학과 의사 입장에서는 초조할 수밖에 없다.

그런데 그 초조함을 날려버릴 사건이 발생했다. 경비직원이 '중년 남자가 병원 입구에서 피를 토한다'는 소식을 전했기 때문이다. 황급히 응급실 침대를 가지고 병원 입구로 달려가니 황망한 표정의 경비직원이 방금까지 피를 토한 듯, 입가에 검붉은 피가 묻은 중년 남자를 부축하고 있었다. 다행히 환자의 의식은 명료했고 '속이 불편하여 병원을 방문했고 응급실 입구를 찾던 중 갑자기 피를 토했다'고 진술했다. 환자를 응급실 침대에 누이고 응급실에 데려와 측정한 혈압은 정상범위였으나 맥박이 다소 빨랐고 특별한 기저질환은 없었다.

"혹시 며칠 전부터 대변의 색깔이 새까맣지 않았나요? 짜장면 같은 그런 색깔이지 않았습니까?"

환자는 고개를 끄덕였다. 일반적으로 위 혹은 십이지장에서 출혈이 있으면 검은 변(melena)이 발생한다. 적혈구가 함유한 철분이 소화기관을 거치면서 검은 색으로 변하기 때문이다. 따라서 며칠 전부터 검은 변이 발생한 것으로 미루어 위 혹은 십이지장에서 조금씩 출혈이 진행하다가 갑작스레 악화했을 가능성이 컸다.

"혹시 술을 자주 드시나요?"

그러나 환자는 술을 거의 마시지 않는다고 대답했다.

"혹시 진통제나 소염제를 복용하고 있습니까? 목이 아프거나 무릎이 아파 정형외과에서 약을 드시고 있지 않나요?"

하지만 환자는 이번에도 특별히 병원을 다니지 않는다고 대답했다. 일반적으로 토혈(hematemesis)을 일으키는 가장 큰 원인은 식도정맥류(esophageal varix), 위궤양(gastric ulcer), 십이지장궤양(duodenal ulcer)이다. 식도정맥류는 만성 간질환, 특히 알콜성 간경화에서 흔하고 위와 십이지장의 궤양은 소염진통제나 스테로이드를 사용하면 자주 발생한다. 물론 특별한 원인이 없어도 위와 십이지장의 궤양은 발생할 수 있으나 조금 이상하긴 했다. 그때 환자가 갑작스레 기억났다는 표정으로 말했다.

"아, 참, 아스피린을 매일 먹고 있어요."

아스피린을 매일 먹다니? 환자는 분명히 병원을 거의 다니지 않는다고 말하지 않았던가? 그러자 그는 겸연쩍은 표정으로 말했다.

"아스피린을 먹는 것이 혈액순환에 좋다고 해서 그냥 약국에서 사서 먹고 있어요."

아스피린이라, 그게 토혈을 만든 원인일 가능성이 컸다. 물론 일단 응급 위내시경이 필요해서 수액을 투여하고 혈액검사를 처방한 다음, 소화기내과 당직의사를 호출했다.

위의 두 사례에서 아스피린은 완전히 다른 의미를 지닌다. 첫 번째 환자는 급성 심근경색이라 응급 심혈관조영술을 시행하기 전에 아스피린을 투여하는 것이 중요하다. 반면에 두 번째 환자는 특별한 이유없이 그저 '혈액순환에 좋다'는 이야기를 듣고 약국에서 구입한 아스피린 — 아스피린은 일반의약품이라 처방전 없이도 구입이 가능하다 — 이 위궤양을 만들었고 그로 인해 토혈이 발생했다.

그렇다면 아스피린은 과연 어떤 약물일까?

2.

코르시카는 파란만장하고 재미있는 역사를 지닌 섬이다. 선사시대부터 인류가 거주했으나 최초의 도시를 건설하고 코르시카를 역사에 끌어들인 사람은 고대 그리스인이다. 코르시카뿐만 아니라 마르세유와 시칠리아를 비롯하여 지중해 연안 곳곳에 식민도시를 건설한 고대 그리스인의 뒤를 이어 카르타고인의 지배를 받았고, 포에니 전쟁이 끝나자 로마 제국의 영토가 되어 경제적으로 번영했다. 그러나 서로마 제국이 몰락하자 반달족, 롬바르도족, 아랍인이 섬을 정복하고 약탈했다. 동로마 제국이 전성기를 맞이하며 섬의 통제권을 되찾았으나 중세가 본격적으로 시작하자 교황청의 영토가 되었다. 하지만 도시국가인 제노바와 피사가 강력한 함대를 바탕으로 번성하면서 교황청 대신 코르시카를 다스리기 시작했다. 이때부터 프랑스, 아라곤 왕국(오늘날의 스페인), 그리고 짧은 기간의 독립을 제외하면 18세기까지 제노바가 실질적으로 다스렸다. 18세기 중반 독립 운동가 파스칼레 파올리(Pasquale Paoli)의 활약으로 코르시카는 14년 간 독립을 누리면서 대학을 설립하고 해군을 건설했으나, 제노바로부터 코르시카를 구매한 프랑스가 침략하면서 1769년 다시 식민지로 전락했다. 그리고 같은 해 여름, 나폴레옹이 태어났다.

나폴레옹, 훗날 집정관을 거쳐 황제 나폴레옹 1세에 오르는 인물은 고전 영웅의 조건을 모두 갖추었다. 탄압받는 식민지 상류층으로 태어났고 출생의 비밀 — 파스칼레 파올리가 진짜 아버지라는 소문이 있다 — 이 있으며 상대적으로 존재감이 부족한 아버지와 매우 강력한 어머니 아래에서 성장했다. 또 보잘것없는 포병 장교로 시작하여 장군과 집정관을 거쳐 황제로서 짧은 시간이나마 유럽 전체를 통치했으며 패배한 후 대서양의 황량한 섬에서 생애를 마치는 것까지 신화와 전설에 등장하는 '영웅의 생애'에 꼭 들어맞는다.

나폴레옹 스스로도 '나는 영웅이다'란 자의식이 강했다. 그는 자신을 알렉산더 대왕, 카이사르 같은 위대한 정복자에 필적하는 존재라 생각했다. 1798년의 이집트 원정에도 그런 의도가 다분했다. 이집트를 점령하여 지중해에서 영국의 재해권을 약화하는 것이 표면적인 목적이었으나, 실제로는 알렉산더 대왕이 이집트를 정복하며 스스로 '아몬과 제우스의 아들'이라 선언한 행적을 따르려는 의도가 강했다.

물론 나폴레옹은 이집트에 주둔한 오스만 제국의 허약한 군대를 손쉽게 제압했으나 지나치게 긴 보급선과 영국 해군의 방해 때문에 이집트 원정 자체는 군사적으로 실패했다. 다만 나폴레옹이 발견 혹은 강탈한 로제타석은 훗날 고대 언어의 해독에 크게 기여했다. 또 프랑스군이 물러간 후, 오스만 제국의 영향력이 약화한 이집트에서는 새로운 권력자가 등장했다.

프랑스군이 물러간 후, 혼란스런 이집트에서 권력을 장악한 무하마드 알리(Muhammad Ali 혹은 Mehmed Ali)는 나폴레옹과 묘하게 닮았다. 나폴레옹이 프랑스의 식민지인 코르시카에서 태어난 것처럼 무하마드 알리 역시 오스만 제국의 식민지인 알바니아 혈통이며 나폴레옹과 마찬가지로 하급장교에서 시작하여 순전히 자신의 힘과 행운으로 통치자의 자리에 올랐다. 다만 유럽 전체를 정복한 나폴레옹과 달리 중동의 지배자가 되려는 무하마드 알리의 꿈은 영국을 비롯한 유럽 열강의 개입으로 좌절했다. 또 짧게 끝난 '나폴레옹 왕가'와 달리 무하마드 알리의 이집트 왕조는 1952년 나세르가 쿠데타로 무너뜨리기 전까지 이어졌다.

그러나 무하마드 알리가 건설한 이집트 왕국은 여러 측면에서 취약해서 19세기 중반부터는 영국의 보호령으로 전락했다. 그러면서 상인, 도굴꾼, 탐험가, 몽상가, 고고학자 같은 부류가 명성, 명예, 권력, 보물을 찾아 몰려들었다.

에드윈 스미스(Edwin Smith)도 그런 부류에 속했다. 미국 출신이며 카이로를 중심으로 활동하던 그는 1862년 룩소르의 길거리 시장에서 두 꾸러미의 파피루스 뭉치를 구입한다. 당시 이집트에는 그런 유물이 매우 많았고 그럴 듯하게 위조한 사례도 적지 않아 처음에는 큰 기대를 걸지 않았으나 곧 두 꾸러미모두 매우 중요한 문서로 밝혀진다. 기원전 1500년으로 거슬러오르는 두 꾸러미의 파피루스 뭉치는 각각 48가지 사례에 걸친

외과수술과 약 160개에 가까운 약물요법을 매우 자세하게 기록했다. 특히 에베루스 파피루스란 이름을 얻은 후자는 고대의학의 연구에서 매우 중요하다.

다만 에베루스 파피루스에 등장하는 처방 대부분은 치료효과가 없거나 심지어 매우 해롭다. 하지만 '고열과 통증에는 버드나무의 껍질을 사용하라'는 처방만큼은 신기할 만큼 뛰어난 효과를 거두어 고대부터 중세까지 널리 사용했다.

사실 고대와 중세뿐만 아니라 르네상스를 거쳐 18세기에 이를 때까지 의사가 처방하는 약물 가운데 정말 치료효과가 있는 것은 손가락으로 꼽을 수 있다. 마약성 진통제인 아편, 말라리아에 사용하는 키닌(quinine), 그리고 오늘 우리가 살펴볼 '버드나무 껍질 추출물'뿐이다. 공교롭게도 세 약물 모두 증상 개선에 탁월하다. 아편은 대부분의 통증에 효과적이며 말라리아 환자가 키닌을 복용하면 발열이 호전한다. 마찬가지로 고열과 근육통에 시달리는 환자에게 버드나무 껍질을 먹이는 것은 고대 이집트 시대부터 효과가 확인된 처방이다.

그래서 '과학의 세기'라 불리는 19세기에 접어들자 단순히 버드나무 껍질을 사용하는 것이 아니라 거기에서 약효가 있는 물질을 분리하려는 시도가 이어졌다. 그런 시도 가운데 최초의 성공은 독일의 약리학자 요한 부흐너(Johann Buchner)가 버드나무 껍질에서 노란색 결정을 추출하여 살리신(Salicin)이라 이름지은 것이다. 그 후에도 비슷한 시도를 거듭하며 한층 안정적인 물질을 추출했으나 실제 진료에서 널리 사용하지는 못했다. 버드나무 껍질을 사용하는 것은 고대부터 이어진 터라 어느 정도 안전했으나 새로운 추출물을 사용하는 것에는 심리적 부담이 따랐고, 실제로 살리신을 복용하면 심한 명치 통증이 발생하는 사례가 많았기 때문이다.

그래도 위험한 시도를 통하여 명성을 얻으려는 무모한 모험가는 어디에나 있기 마련이다. 1876년 스코틀랜드의 의사인 토마스 맥라간(Thomas Maclagan)은 다소 엉성한 임상시험을 통해 살리신의 안전성을 입증했다. 그 '다소 엉성한 임상시험'은 다름 아니라 맥라간이 직접 명치 통증과 속쓰림을 느낄 때까지 살리신을 복용하는 행위였다. 다행히 맥라간은 심각한 부작용 없이 시험에 성공했고 그때부터 자신을 찾은 환자에게 '안전한 용량'의 살리신을 처방하기 시작했다.

하지만 맥라간 같은 모험가의 용감한 행위에도 명치 통증과 속쓰림이란 부작용 때문에 살리신의 사용은 그리 늘어나지 않았다. 그런 상황을 다른 측면에서 바라보면 명치 통증과 속쓰림이란 부작용만 해결하면 살리신의 사용이 폭발적으로 증가할 것이라 예상할 수도 있었다. 실제로 독일에서 염색약을 제조하던 회사가 그런 가능성에 주목했다. 다양한 원료에서 재료를 추출하여 염색약을 제조하는 과정에서 얻은 경험은 버드나무 껍질에서 살리신을 추출하고 새로운 화학물질을 덧붙여 부작용이 없는 약물을 찾는 것을 '도전할 만한 목표'로 느끼게 했다. 그래서 염색약 외에 새로운 수입을 찾던 그들은 살리신의 주 성분인 살리신산(salycylic acid)을 무수 아세트산과 함께 끓여 아세틸 살리실산(acetylsalicylic acid)을 합성했다. 아세틸 살리실산도 여전히 명치 통증과 속쓰림을 만들었으나 살리신과 비교하면 많은 양을 투여해도 발생하는 증상이 경미했다. 이 아세틸 살리실산의 상품명이 '아스피린'이며 염색약을 제조하던 독일 회사가 바로 바이엘(Bayer)이다.

물론 1897년 바이엘이 처음 아스피린을 판매할 때만 해도 시장의 반응은 그럭저럭 괜찮은 수준이었다. 그러나 1차 대전의 무서운 그림자와 함께 곧 아스피린이 세계로 퍼져나갈 사건이 발생했다.

3.

1차 대전을 종종 단순히 '대전(the Great War)'이라고도 부른다. 유럽을 중심으로 세계 대부분이 휘말렸을 뿐만 아니라 이전에는 경험하지 못한, 매우 효율적인 대량 살육이 벌어졌기 때문이다. 19세기까지도 전쟁은 양쪽 군대가 전장에서 만나 짧으면 몇 시간, 길어도 몇 주 가량 격렬한 전투를 벌여 승패를 정하는 과정의 반복이었다. 그러나 중포, 철조망, 기관총이 발달하면서 1차 대전, 특히 서부전선에서는 완전히 다른 양상으로 흘러갔다. 독일군과 연합군 모두 깊게 판 참호에 철조망을 두르고 중포와 기관총을 잔뜩 설치한 후에 서로의 참호를 향해 돌격했다. 그런 돌격은 미국 독립전쟁과 나폴레옹 전쟁부터 사용한 방식으로 중포, 철조망, 기관총이 발달한 1910년대에는 자살행위나 다름없었고 양쪽 모두 단지 수 km를 전진하려고 수만에서 수십만의 인명이 희생하는 재앙을 반복했다. 심지어 전쟁이 끝날 때까지 독일군과 연합군 모두 상대의 참호를 돌파하지 못했다. 전쟁이 끝난 것은 독일에서 해군을 중심으로 반란과 혁명이 발생하여 내부에서 무너졌기 때문이다.

그렇게 1914년부터 시작한 거대한 전쟁이 유럽뿐만 아니라 세계 전체를 피폐하게 만든 1918년에 이르러 섬뜩한 현상이 곳곳에서 발생했다. 처음에는 여느 겨울에 유행하는 독감과 비슷하게 발열, 근육통, 기침을 호소하나 불과 며칠만에 피가 섞인 거품 같은 가래를 뱉으며 심한 호흡곤란을 겪고 순식간에 사망했다. 과거에도 겨울에 유사한 증상으로 늙고 병든 사람이 사망하는 사례가 잦았으나 이번에는 젊고 건강한 사람도 죽음을 피하지 못했다. 오히려 젊고 건강한 사람이 한층 많이 사망하는 듯했고 너무 많은 사람이 사망하여 마을이 붕괴하는 사례도 빈번했다.

인공호흡기가 존재하지 않고 항생제와 항바이러스제도 없던 시절이라 의사가 할 수 있는 치료는 극히 제한적이었다. 환자를 격리하고 아직 건강한 사람에게 마스크를 착용하도록 권유하는 것이 그 무서운 전염병을 막는 방법의 전부였다. 또 환자에게는 수액을 투여하고 끔찍한 발열과 고통에서 구하려고 아스피린과 아편을 처방하는 것이 전부였다.

1918년부터 1919년까지 2년에 걸쳐 대략 4-5천만명이 사망한 것으로 추정하는 이 '스페인 독감 유행'은 20세기 최초의 대유행(pandemia)이며 1차 대전의 참상과 함께 인류의 기억에 지울 수 없는 상처를 남겼다.

다만 이 끔찍한 재앙과 함께 아스피린이 세계에 퍼졌다. 앞서 말했듯, 당시 의사가 환자에게 실질적으로 줄 수 있는 도움은 수액, 아스피린, 아편이 전부였기 때문이다.

그러나 1950년대에 접어들면서 아스피린의 인기는 주춤한다. 아스피린은 여전히 위염과 위궤양을 만들었고 거기에 덧붙여 새로운 부작용도 발견했기 때문이다. 1950년대 미국의 의사였던 로렌스 크라벤(Lawrence Craven)은 편도절제술(tonsillectomy)을 시행한 환자에게 아스피린이 섞인 껌을 처방했다. 아스피린을 한층 쉽게 복용하도록 도우려는 목적이었으나 그런 '아스피린 껌'을 씹은 환자 가운데 상당수의 수술 부위에서 예상하지 못한 출혈이 발생했다. 그 외에도 1950년대와 1960년대에 다양한 의학자가 아스피린이 혈소판 ─ 혈액응고에 관여하는 성분으로 출혈이 발생했을 때, 지혈하는 역할을 담당한다 ─ 의 기능을 억제하여 출혈을 악화한다는 연구를 발표했다.

아스피린이 위염과 위궤양을 일으킬 뿐만 아니라 출혈을 악화한다는 것은 아주 심각한 문제였다. 아스피린을 복용하는 사람이 교통사고 같은 원인으로 중증 외상을 입었을 때, 심각한 출혈이 발생할 수 있다는 위험뿐만 아니라 위궤양의 가장 심각한 합병증도 위장출혈이기 때문이다. 그러니까 아스피린을 오랫동안 복용하면 위궤양이 발생하고 위궤양은 위장출혈을 일으키며 거기에 덧붙여 아스피린은 혈소판의 기능을 억제하여 위장출혈이 심각한 수준으로 악화할 가능성이 있기 때문이다.

그런데 재미있게도 '아스피린 껌'을 통해 아스피린의 혈소판 억제 효과를 확인한 로렌스 크라벤은 부정적인 측면보다 긍정적인 측면을 주장했다. 그는 아스피린이 혈소판의 기능을 억제한다면, 그러니까 혈액이 응고하여 혈전을 만드는 과정을 방해한다면, 심근경색과 뇌경색 같은 질병을 예방하는 약물로 투여할 수 있을 것이라 생각했다. 심근경색과 뇌경색 모두 혈액이 응고하여 생성한 혈전이 심장과 뇌의 세포에 산소와 영양을 공급하는 중요한 혈관을 막아 발생하는 질환이라 터무니없는 주장은 아니었다. 로렌스 크라벤은 단순한 주장에 그치지 않고 6,000명 가량의 환자에게 아스피린을 '혈전예방약'으로 처방했다. 하지만 환자에게 '아스피린 껌'을 처방하는 괴짜의 주장에 의학계 주류는 거부감을 느꼈고 심지어 자신도 예방적으로 아스피린을 복용하던 로렌스 크라벤이 1957년 심근경색으로 사망하면서 1960년대 내내 그의 주장은 외면당한다.

1970년대에 다다르자 드디어 의학계 주류도 아스피린의 새로운 용도에 주목했다. 1974년 심근경색을 치료하고 퇴원한 환자에게 예방 목적으로 아스피린을 처방하는 연구를 시작했고 이어진 다양한 연구의 고무적인 성과에 힘입어 1980-1990년대에 심근경색과 뇌경색을 앓은 환자에게 예방 목적으로 아스피린을 투여하는 치료법이 확립됐다.

그래서 기원전 1500년까지 거슬러 오르는 아스피린은 인류 역사에서 가장 오랫동안, 또 가장 널리 처방하는 약물이 되었다. 다만 '아스피린이 혈전을 방지한다'는 단편적인 지식이 민간요법처럼 알려진 덕분에 예방 목적으로 아스피린을 복용할 이유가 전혀 없는 사람이 약국에서 아스피린을 구입하여 오랫동안 복용하다가 위장출혈로 응급실을 찾을 때가 종종 있다.

제9장

'늪지대의 공포를 정복하라'
키닌

Quinine

1.

고대 그리스인은 이탈리아 반도에 거주한 최초의 인간은 아니나 역사에 기록할 수 있는 최초의 도시를 건설했다. 그리고 곧 로마 제국이 나타났다. 제국은 조그마한 도시국가로 시작해서 처음에는 이탈리아 반도, 다음에는 이베리아 반도와 북아프리카, 나중에는 브리튼 제도부터 라인강과 다뉴브강 유역을 거쳐 아라비아의 사막에 이르는 거대한 영토를 획득했으며 그 시기에 이탈리아 반도는 '제국의 심장'으로 번영했다.

그러나 4세기 끄트머리에 서로마 제국과 동로마 제국이 갈라지고 5세기 후반 가까스로 연명하던 서로마 제국이 종말을 고하자 이탈리아 반도는 극심한 혼란에 빠졌다. 동고트족과 롬바르도족이 연이어 왕국을 건설했으나, 시칠리아를 비롯한 남부와 라벤나 같은 대도시는 동로마 제국이 지배했고 로마와 그 인근은 교황이 영향력을 행사했다. 게다가 동고트왕국과 롬바르도 왕국 모두 왕의 힘은 매우 약한 반면에 귀족의 힘이 강한 국가여서 영토 분쟁, 내전, 약탈이 끊이지 않았다. 거기에 프랑크 왕국을 건설한 카롤루스 대제가 8세기 후반과 9세기 초반 북부 이탈리아로 진격하자 교황 레오 3세가 그를 '서로마 제국의 황제'로 대관하며 이탈리아 반도는 분열했다.

중세가 본격적으로 시작한 후에도 이탈리아 반도의 혼란은 여전했다. 시칠리아와 남부에는 처음에는 아랍 무슬림이, 나중에는 바이킹의 후예인 노르만인이 왕국을 세웠다. (노르만인의 왕국을 다시 아라곤 왕국이 정복하여 나폴리 왕국을 이룬다.) 베네치아, 아말피, 피사, 제노바 같은 항구도시는 강력한 해군을 바탕으로 해상무역으로 번영하여 독립을 누렸다. 북부에는 카롤루스 대제의 후계자를 자처하는 신성 로마 제국 황제가 이탈리아를 지배할 권리를 내세우며 진주했으나 시간이 갈수록 힘이 약해져서 밀라노, 페라라, 만토바, 모데나에는 독립적인 공국이 들어섰고 피렌체와 시에나에는 공화국이 성립했다. 로마를 중심으로 한 중부의 교황령 역시 시간이 갈수록 교황의 지배력이 약화하고 지방귀족이 반쯤 독립적인 권한을 행사한다.

그래서 르네상스가 시작하는 15세기 무렵 이탈리아 반도는 유럽의 어느 지역보다 경제가 번영하고 문화가 융성했으나, 교황령부터 공국과 왕국, 심지어 공화국까지 다양한 국가가 모자이크처럼 자리하여 정치적으로는 매우 불안정했다. 이탈리아 반도에 위치한 그 모든 국가가 끊임없이 서로 분쟁을 일으키고 내부적으로도 온갖 음모가 난무하는 권력투쟁을 벌였기 때문이다.

그런 상황에서 등장한 체사레 보르자(Cesare Borgia)는 그와 유사한 인물을 찾을 수 없을 만큼 독특했다. '교황의 공식적인 아들'이란 신분부터 그렇다. 요즘도 그렇지만 중세와 르네상스 시대에는 주교, 추기경 같은 고위성직자는 정치인이며 권력자였다. 그러니 금욕과 독신을 맹세했음에도 아내와 자녀를 두는 사례가 많았다. 심지어 세속귀족으로 만들거나 추기경의 지위를 물려주는 경우도 종종 있었으나 그때도 공식적으로는 '아들'이 아닌 '조카'라 주장했다. 그런데 체사레 보르자의 아버지인 교황 알렉산데르 6세는 체사레 보르자와 그 형제를 '조카'가 아니라 '자녀'라고 인정했다. 그런 행동은 오늘날뿐만 아니라 가톨릭 교회의 권력화와 타락이 절정에 달한 당대에도 크게 비난받았으나 알렉산데르 6세와 체사레 보르자 모두 전혀 개의치 않았다. 오히려 교황 알렉산데르 6세는 자신의 자녀를 이용하여 '보르자 가문의 세습국가'를 건설하려고 했다. 그래서 첫째 아들 ─ 사생아이며 체사레 보르자의 이복형제 ─ 인 페드로 루이스를 공작의 자리에 앉혔고 둘째 아들인 체사레 보르자에게는 추기경의 자리를 맡겼다. 페드로 루이스가 젊은 나이에 사망하자 셋째 아들인 후안 보르자에게 다시 공작의 작위를 주어 '교황군의 총사령관'으로 삼았다. 그러니까 둘째 아들인 체사레 보르자에게 교황의 자리를 물려주고 셋째 아들인 후안 보르자를 앞세워 이탈리아 중부에 강력한 세속 왕국을 건설하는 것이 알렉산데르 6세의 꿈이었다. 다만 후안 보르자와 달리 체사레 보르자는 아버지의 계획에 만족하지 못했다. 아버지인 알렉산데르 6세가 창세기에 등장하는 뱀처럼 영악하고 음흉한 정치인이라면 아들인 체사레 보르자는 나폴레옹 1세처럼 전투의 영광을 즐기는 야심가여서 교황의 자리보다 이탈리아를 통일한 군주를 바랬기 때문이다. 그래서 체사레 보르자는 동생인 후안을 살해하는 방법으로 아버지인 알렉산데르 6세를 설득했다. 후안이 사라지면 체사레 보르자를 '보르자 왕국의 군주'로 선택할 수밖에 없기 때문이다. 체사레 보르자의 사악한 계획은 효과를 거두어 알렉산데르 6세는 체사레 보르자의 추기경 신분을 박탈한 후, '교황군의 총사령관'에 임명했다. 즉 체사레 보르자는 스스로 세속군주가 되고자 추기경에서 환속한 거의 유일한 인물이다.

어쨌거나 뱀처럼 교활하고 음흉한 알렉산데르 6세와 우두머리 늑대처럼 냉혹하고 대담한 체사레 보르자는 따뜻하고 화목한 부자는 아닐지라도 정치적으로는 최고의 동반자였다. 알렉산데르 6세의 정치적, 경제적 지원을 발판삼아 체사레 보르자는 강력한 군대를 육성하여 매우 짧은 시간에 중부 이탈리아를 정복했다. 물론 그런 확장에는 알렉산데르 6세가 탁월한 외교술로 프랑스왕 루이 12세의 지원을 이끌어낸 것도 한몫했다. 하지만 체사레 보르자 개인의 능력도 출중했다. 당시 피렌체의 외교

관인 마키아벨리가 체사레 보르자를 표본으로 삼아 유명한 '군주론'을 집필할 만큼 훗날 '마키아벨리즘'이라 불리는 냉혹한 실용주의에 능통했다.

그런데 승승장구하던 체사레 보르자에게도 아주 심각한 근심거리가 있었다. '교황군의 총사령관'이자 '로마냐 공작'이란 자신의 지위는 아버지인 알렉산데르 6세에게 의존하기 때문이다. 따라서 알렉산데르 6세가 사망하면 체사레 보르자가 이룬 모든 것이 물거품이 될 가능성이 다분했다. 그래서 마키아벨리가 감탄했던 '냉혹한 실용주의의 천재'답게 체사레 보르자는 다양한 안전장치를 마련했다. 나바라 왕국의 공주이며 프랑스 왕족인 아내를 얻어 루이 12세의 지지를 다졌고 숙청을 진행하여 군대 내부의 충성을 확보했다. 그뿐만 아니라 알렉산데르 6세가 사망할 경우, 체사레 보르자 자신에게 우호적인 인물을 교황으로 선출하여 '교황군의 총사령관'이자 '로마냐 공작'이란 지위를 유지하도록 계획했다. 체사레 보르자는 정말 '일어날 수 있는 모든 재앙'을 대비해서 계획을 세우고 준비했다.

하지만 1503년 8월 알렉산데르 6세가 심한 열병으로 죽음을 맞이할 때, 체사레 보르자가 대비하지 못한 상황이 발생했다. 알렉산데르 6세뿐만 아니라 체사레 보르자 자신도 똑같은 열병에 걸린 것이다. 다행히 늙은 교황과 달리 젊은 공작은 열병에서 회복했으나, 병석에 앓아 누운 동안 보르자 가문의 앙숙인 추기경 로베르(Giuliano della Rovere)가 교황에 선출되는 것을 막지 못했다.

그리하여 체사레 보르자는 모든 것을 잃었다. 새로운 교황인 율리오 2세는 체사레 보르자를 '교황군의 총사령관'에서 해임했고 '로마냐 공작'의 지위를 무효화했다. 루이 12세는 체사레 보르자를 외면했고, 체사레 보르자는 절박한 심정에 나폴리 왕국의 지원을 요청했으나 나폴리왕은 그를 구금했다. 체사레 보르자는 놀랄 만큼 짧은 시간에 승승장구하여 중부 이탈리아를 정복하고 눈깜짝할 사이에 철저하게 몰락했다.

따지고 보면 알렉산데르 6세가 열병으로 사망할 때 체사레 보르자도 같은 열병에 걸린 것이 몰락의 결정적인 원인인 셈인데, 많은 역사학자는 그 열병을 말라리아로 추정한다.

2.

단순한 생존이 아니라 번식하여 자신과 유사한 후손을 남기는 것이 지구에 존재하는 모든 생명 ─ 심지어 생물과 무생물의 경계에 있는 바이러스도 ─ 의 목적이다. 당연히 그런 경쟁은 매우 치열해서 시간이 흐르면서 몇몇 생물은 평범하지 않은 방법을 선택했고 기생이 대표적인 사례다. 또 말라리아 원충은 기생을 선택한 생물 가운데도 매우 복잡한 방법을 골랐다.

말라리아 원충의 생애는 크게 모기에게 있을 때와 인체에 있을 때로 구분한다. 일단 말라리아 원충을 지닌 모기가 인간을 물면 모기의 침샘에 있던 포자원충(sporozoites) 단계의 말라리아 원충이 혈액에 침투한다. 그러나 그때부터 바로 활동을 시작하는 것은 아니다. 포자원충 단계에서는 간세포(hepatocyte)에 다다를 때까지 별다른 활동을 하지 않는다. 그러다가 간세포에 다다르면 안으로 침투해서 무성생식(asexual multiplication)을 시작한다. 이 단계의 말라리아 원충을 분열소체(merozoite)라 부르며 어느 정도 숫자가 늘어나면 분열소체는 간세포를 떠나 혈액의 적혈구로 이동한다. 그리고 적혈구 내부에서 역시 무성생식으로 생식모세포를 생산하는데 생식모세포는 암수 구별이 가능하다. 그러나 암수 생식모세포가 서로 만나도 인체에서는 유성생식을 할 수 없다 유성생식을 하려면 다시 모기로 돌아가야 한다. 그래서 모기가 피를 빨려고 말라리아 원충에 감염된 인체를 물 때, 암수 생식모세포가 모기의 소화기관으로 들어가 유성생식을 시작한다. 이 단계를 포자생식(sporogony)이라 부르며 모기의 소화기관에서 성숙한 포자원충은 모기의 침샘으로 이동하고 거기에서 모기가 인체를 물면 앞서 언급한 과정이 다시 시작한다.

말라리아 원충의 이런 기생방식은 모기와 인간에게 의존하는 단점이 있다. 모기와 인간 가운데 하나가 멸종하거나 심각하게 숫자가 줄면 말라리아 원충의 생존이 위협받기 때문이다. 한층 자세히 말하자면, 인간이 사라지면 그래도 모기가 피를 빠는 다른 포유동물에 적응해서 말라리아 원충이 살아남을 가능성이 크나 모기가 사라지면 말라리아 원충도 멸종에 직면할 것이다. 하지만 말라리아 원충에는 다행스럽게도, 적어도 지금까지는 인간은 늘 번성하여 점점 숫자가 늘어났고 모기 역시 뛰어난 적응력을 갖춘 곤충이다.

　　물론 말라리아 원충도 모든 모기에서 번성할 수는 없어 학질모기(Anopheles)라 불리는 특정한 종류에 주로 기생한다. 학질모기에 속하는 모기는 공통적으로 날개에 검은색과 흰색의 얼룩무늬가 있으며 비행을 끝내고 내려앉으면 몸의 뒷부분과 뒷다리가 위로 약간 들리는 독특한 자세를 취한다. 또 학질모기에 속하는 모기는 낮에는 피를 빠는 일이 거의 없고 주로 야간에 활동한다.

　　이런 특징 때문에 고대와 중세, 르네상스, 심지어 18-19세기에도 말라리아의 원인을 제대로 규명하지 못했다. 학질모기도 다른 모기와 마찬가지로 물의 흐름이 매우 약하거나 고여있는 어둡고 습한 환경을 좋아한다. 그러니 늪지대와 하수구가 있는 지역에서 학질모기가 번성했고 말라리아도 따라서 창궐했다. 그래서 말라리아를 처음 인식한 고대의 선조는 '습지열(Marsh fever)'이란 이름을 붙였다. 늪지대에서 묘한 열병이 종종 발병하는 것을 깨달았으나 세균, 바이러스, 원충의 개념이 없던 시대라 늪지대의 더러운 공기가 원인일 것으로 추측했다. 그리하여 '더러운 공기'를 뜻하는 라틴어 단어인 말라리아란 이름을 얻는다.

이런 말라리아에 대한 임상기록은 히포크라테스 같은 대가가 활동한 고대 그리스 시대로 거슬러 오른다. 그들은 늪지대의 더러운 공기가 질병의 원인이라 착각했으나 말라리아의 독특한 증상을 꽤 정확하게 기록했다. 일단 증상이 발생하면 몸이 미친 것처럼 떨리는 오한이 나타나고 다음에 고열이 찾아온다. 그러다가 특별한 조치를 취하지 않아도 저절로 식은땀을 흘리면서 고열이 사라진다. 물론 그게 끝이 아니어서 고열이 사라진 짧은 기간이 끝나면 다시 오한과 함께 같은 과정을 시작하고 과정을 반복하면서 점차 환자의 상태가 나빠진다. 그런데 열이 지속하는 시간과 식은땀을 흘리면서 열이 사라지는 시간은 조금씩 달라서 11-12시간 쯤 고열이 지속하고 그 다음에는 48시간 정도 고열이 없는 시기가 있는 경우도 있고 9-10시간 정도 고열이 지속하고 72시간 정도 고열이 없는 시기가 있는 사례도 있으며 드물지만 40시간 정도 고열이 지속하고 48시간 정도 고열이 없는 시기가 있을 때도 있는데 마지막이 가장 치명적이다.

이런 독특한 발열 양상의 이유는 말리리아 원충의 복잡한 번식과정에 있다. 앞서 살펴봤듯 학질모기가 인간을 물어 인체에 포자원충이 들어오면 일단은 간세포를 찾아 무성생식을 시작한다. 그렇게 만들어진 분열소체는 간세포에서 혈액으로 이동하여 적혈구 내부에 침투한다. 거기에서 다시 한 번 무성생식이 이루어지는데 이번에는 훨씬 폭발적이며 충분한 숫자로 늘어나면 적혈구를 파괴하고 혈액으로 나온다. 이때 적혈구에 침투한 분열소체가 무성생식을 진행하는 동안에는 고열이 사라져서 말라리아 원충의 종류에 따라 48시간 혹은 72시간 고열이 사라지는 시기가 존재한다. 삼일열원충(Plasmodium vivax)의 경우에는 48시간, 사일열원충(Plasmodium malariae)의 경우에는 72시간, 열대열원충(Plasmodium falciparum)의 경우에는 48시간이나 고열이 지속한다.

그런데 고대 그리스 시대에는 말라리아가 아주 심각한 재앙은 아니었다. 말라리아 원충이 좋아하는 학질모기가 아직 유럽에서 흔하지 않았기 때문이다. 그때까지만 해도 말라리아는 아프리카에서 주로 발병하는 질병에 해당했다. 그러나 로마 제국의 번영과 함께 학질모기와 말라리아도 유럽으로 진출했다. 다만 로마 제국의 전성기에는 말라리아가 적어도 도시에서는 큰 위세를 떨치지 못했다. 로마 제국의 뛰어난 상수도와 하수도 시설 덕분에 모기가 대규모로 발생하지 않았기 때문이다. 하지만 로마 제국이 몰락하고 상수도와 하수도 시설이 파괴되거나 방치되면서 상황이 달라졌다. 더럽고 고인 물에서는 학질모기가 번식했고 그 모기를 따라 말라리아도 퍼졌다. 서고트족의 우두머리인 알라릭(Alaric)은 410년 로마를 성공적으로 약탈했으나 같은 도시에서 말라리아에 걸려 사망했고, 중세와 르네상스 시대 내내 말라리아가 군대에 창궐하여 전쟁의 승패가 달라지거나 중요한 인물이 말라리아에 걸려 역사적 사건의 결과가 바뀌는 일이 벌어졌다. 앞서 살펴본 체사레 보르자의 몰락도 말라리아가 바꾸어 놓은 역사적 사건이다.

3.

'더러운 공기가 말라리아를 일으킨다'는 주장은 19세기까지도 위력을 발휘했다. 그러나 모든 사람이 고대까지 거슬러 올라가는 이론에 동의하는 것은 아니었다.

알버트 프리먼 아프리카누스 킹(Albert Freeman Africanus King)이란 길고 재미있는 이름을 지닌 사내도 그런 선구자였다.

일단 아프리카누스 킹은 삶 자체가 매우 흥미롭다. 1841년 영국에서 출생했으나 부모와 함께 미국으로 이민했고 스무살에 의사 면허를 받고서는 처음에는 남군의 군의관으로, 몇 년 후에는 진영을 바꾸어 북군의 군의관으로 남북전쟁을 경험했으며 링컨 대통령이 암살당할 때 현장에 있었다. 평범하지 않은 삶만큼 의학자로 질병을 바라보는 관점도 독특해서 1882-1883년 그는 '더러운 공기가 말라리아를 일으킨다'는 주장에 반발하여 '모기가 말라리아의 원인일 가능성이 크다'는 주장을 펼쳤다. 혁신적인 주장을 펼치며 그가 내세운 논거는 다음과 같다.

제1항 늪지대와 정글처럼 말라리아가 창궐하는 지역에는 모기가 많다.

제2항 말라리아가 창궐하는 온도에서는 모기도 잘 번식한다.

제3항 추운 곳에서는 말라리아가 드물다.

제4항 말라리아는 적도와 해안 부근에 많다

제5항 말라리아는 수풀이 무성한 곳에서 흔하다.

제6항 산림은 말라리아의 확산을 막는다

제7항 말라리아는 수 마일 떨어진 곳까지 퍼질 수 있다.

제8항 토양을 파서 훼손하면 이전에는 말라리아가 없던 곳에서도 말라리아가 발생한다.

제9항 아주 넓은 호수는 말라리아의 확산을 방해한다.

제10항 이전에 말라리아가 흔한 지역도 주변을 정비하면 말라리아가 감소한다.

제11항 말라리아는 산악지대보다 저지대에서 위협적이다.

제12항 말라리아의 감염은 대부분 야간에 발생한다.

제13항 야간에 개방한 장소에서 취침하면 말라리아의 위험이 증가한다.

제14항 모닥불 같은 불을 피우면 말라리아를 방지할 수 있다.

제15항 도시의 오염된 공기에는 말라리아가 적다.

제16항 말라리아는 늦여름부터 가을까지 흔하다.

제17항 모기장을 치면 말라리아 발병이 줄어든다.

제18항 말라리아는 아이보다 성인에게 많다.

제19항 흑인보다 백인이 말라리아에 잘 걸린다.

'흑인보다 백인이 말라리아에 잘 걸린다' 같은 약간 의아한 문항도 있으나, 아프리카누스 킹이 제시한 논거 대부분은 '모기와 말라리아가 밀접한 관계다', '모기가 말라리아를 일으킨다'는 주장에 부합한다.

또 아프리카누스 킹과 달리 말라리아에 걸려 사망한 환자를 부검하여 질병의 원인을 규명하려는 시도도 적지 않았다. 그런 다양한 시도에서 의사들은 사망한 환자의 장기에서 모세혈관을 채우고 있는 작은 갈색조각(brown pigment)을 발견했다.

그런 가운데 영국인 군의관인 로날드 로스(Ronald Ross)와 스코틀랜드 출신 의사인 패트릭 맨슨(Patrick Manson)이 결정적인 발견을 이루었다. 영국군 군의관으로 인도와 아프리카에서 복무한 로스는 처음에는 다른 많은 의사와 마찬가지로 '모기가 말라리아를 일으킨다'는 주장에 시큰둥했다. 그 무렵 림프사상충증(lymphatic filariasis)처럼 모기의 흡혈을 통해서 전염하는 몇몇 열대질환이 알려졌으나 말라리아의 경우에는 모기가 인간을 물어서 전염하는 것이 아니라 말라리아에 걸린 모기로 오염된 물을 마셔 걸리는 위장관 질환이라 생각했다. 하지만 오랫동안 말라리아와 모기를 연구한 패트릭 맨슨이 그를 설득하자 모기가 말라리아를 일으키고 특히 흡혈을 통해 전염한다는 증거를 본격적으로 찾기 시작했다. 로날드 로스는 특정한 모기만 말라리아를 일으킬 수 있으리라 판단해서 그 문제의 모기를 찾는 것에 집중했다. 시행착오 끝에 로스는 학질모기를 찾아냈고, 말라리아 환자의 혈액으로 학질모기를 키운 다음 모기의 위장관과 침샘에서 말라리아 원충으로 추정하는 물질을 발견하는 것에 성공했다. 이 업적으로 로날드 로스는 1902년 노벨의학상을 받는다.

그런데 로날드 로스의 동료이자 멘토인 패트릭 맨슨은 한층 강력한 방법으로 자신의 주장을 입증했다. 그는 로마에서 채집한 학질모기를 런던까지 가져와 자신의 아들을 물도록 했다. 당시 로마에서 런던까지는 3-4일이 걸렸으나 로마에서 채집한 학질모기는 여행에서 살아남았고 맨슨의 아들은 이전에 말라리아에 걸린 적이 없어 이상적인 조건에서 실험을 진행했다. 그리고 14일 후 맨슨의 아들은 말라리아의 증상을 보여 실험은 성공했다.

덧붙여 맨슨의 아들도 곧 말라리아에서 회복했다. 왜냐하면 19세기까지 '더러운 공기가 말라리아의 원인이다'고 믿었음에도 이미 17세기 무렵부터 말라리아에 효과적인 치료약이 있었기 때문이다.

4.

이베리아 반도를 통일한 이사벨라 여왕의 지원을 받은 크리스토퍼 콜럼버스(콜럼버스는 영어 이름이며 제노바 출신을 감안하면 이탈리아식으로 크리스토포로 콜롬보, 후원자인 이사벨라 여왕을 감안하면 스페인식으로 크리스토발 콜론이 적절하다)가 1492년 서인도제도를 발견하면서 스페인 정복자는 빠른 속도로 남아메리카 대륙 전체를 장악했다. 갑옷과 강철검, 화승총을 앞세운 정복자의 뒤를 이어 가톨릭 사제도 대서양 건너의 거대한 정복지를 찾았다. 금과 은을 찾는 것에 몰두한 정복자와 달리 몇몇 가톨릭 사제는 원주민의 민간요법 같은 부분에도 관심을 기울였다. 특히 남아메리카 원주민이 키나(chichoma)나무의 껍질을 뜨거운 물에 우려내어 열병의 치료에 사용하는 것에 주목했다. 키나나무는 오늘날의 볼리비아와 에콰도르, 페루에 해당하는 안데스 산지가 원산이며 껍질을 사용하여 만든 약은 매우 쓰다. 예수회 선교사를 주축으로 한 가톨릭 사제는 키나나무 추출물을 말라리아 환자에게 투여했고 효과를 확인하자 곧 유럽 전체에 퍼트렸다. 특히 교황청이 있는 로마는 앞서 체사레 보르자의 사례에서 알 수 있듯, 주변에 습지가 있어 말라리아에 취약했기에 키나나무 추출물은 '신비의 명약'으로 여겨졌다.

1820년대 이전까지는 키나나무 껍질을 건조한 후 고운 분말로 갈아 포도주 등의 음료에 타서 복용했다. 그러나 1820년대 초반 프랑스에서 키나나무 껍질에서 약효가 있는 성분만 분리하는 것에 성공해서 그 이후로는 정제한 형태로 사용했다. 키닌(quinine)이란 이름을 얻은 이 물질은 적혈구에 침투하는 단계의 말라리아 원충을 효과적으로 억제해서 뛰어난 치료효과가 있으나 간세포에 있는 단계에서는 효과가 떨어지고 때때로 구토, 어지러움, 복통으로 시작해서 청각이상, 실명, 저혈압, 저혈당 같은 치명적인 부작용도 발생한다. 덧붙여 삼일열원충(Plasmodium vivax)에는 효과가 크나 열대열원충(Plasmodium falciparum)에는 효과가 제한적이다.

1930년대에 클로로퀸(choloroquine), 1970년대에 메플로퀸(mefloquine) 같은 합성 항말라리아 약물을 개발하면서 키닌은 예전과 같은 지위를 잃었다. 다만 오늘날에도 클로로퀸과 메플로퀸 같은 합성약물에 저항성을 지닌 말라리아를 치료하는 목적으로 사용하며 여전히 싸고 쉽게 구할 수 있다는 장점이 있다.

20세기 초반까지 키닌은 아편, 아스피린과 함께 의사가 처방하는 약물 가운데 확실한 치료효과가 있는 소수의 약물에 속했으나, 재미있게도 오늘날까지도 키닌이 어떻게 말라리아 원충을 억제하는지 세부적인 사항까지 정확히는 밝혀내지 못했다.

이런 독특한 특징 때문에 2020년 COVID-19 대유행이 시작할 때, 트럼프를 비롯한 몇몇 사람이 '키닌이 COVID-19의 특효약이다'며 음모론을 펼치기도 했다.

제10장

'멋진 몸매와 강력한 힘의 유혹', 스테로이드

Steroid

1.

'힘이 없다', '입맛이 없다', '메스꺼워 음식을 먹을 수 없다', 모두 명확하지 않고 애매한 증상이다. 덧붙여 '응급실에서 진료할 질환'에 해당하지 않는 경우가 많다. 다만 예외가 없는 법칙은 존재하지 않아 그때 내가 마주한 환자가 그런 예외에 해당했다.

중년을 지나 노년의 초입에 다다른 여자 환자는 걱정스런 표정의 보호자와 함께 내원했다. 의식은 명료했고 체온, 맥박, 호흡수, 혈압 모두 정상범위였으며 '힘이 없고 입맛이 없어 식사를 거의 하지 못한다'고 호소했으나 그 외 특별한 증상은 없었고 이학적 검사에도 복통, 복부강직 같은 도드라진 문제는 없었다. 그러나 보름달처럼 동그란 얼굴과 얇고 부어오른 느낌의 피부가 머릿속에 경고하는 종을 울렸다.

"혹시 관절염 같은 질환으로 꾸준히 약을 복용했습니까?"

그러자 환자와 보호자는 천천히 고개를 끄덕였다. 양쪽 무릎에 퇴행성 관절염이 있어 꽤 오랫동안 집 근처 정형외과 병원에서 약을 복용했다고 대답했다. 그 대답으로 의문이 풀렸다.

"일단 혈액검사를 시행해야 정확히 진단할 수 있습니다만 아무래도 부신기능저하증(adrenal insufficiency)일 가능성이 큽니다."

부신기능저하증 혹은 부신기능부전, 두 단어 모두 의료인이 아니면 매우 생경할 것이 틀림없다. 마법주문 혹은 외계어처럼 들릴 것이다.

"사람의 옆구리에는 신장이 위치합니다. 콩팥이라 부르기도 하고 혈액의 불순물을 걸러 소변을 생성하는 역할을 합니다. 그 신장 위에 부신이란 작은 기관도 있는데 부신의 다양한 역할 가운데 스트레스 상황에서 스테로이드란 호르몬을 분비하는 것도 있습니다. 스테로이드는 스트레스 상황을 이겨내도록 도와주는 호르몬으로 염증을 강력하게 억제하는 기능도 있습니다. 그래서 스테로이드를 약물로 복용하면 밥맛도 좋아지고 힘도 나고 관절염 같은 질환의 증상도 호전합니다. 의약분업 이전에는 만병통치약처럼 사용하기도 했죠."

환자와 보호자는 고개를 끄덕였다. 기계적으로 끄덕이는 것이 아니라 어느 정도 이해한 눈빛이라 나는 천천히 말을 이었다.

"그런데 부작용도 있습니다. 스테로이드를 약물로 오랫동안 복용하면 원래 인체에서 스테로이드를 만들던 역할을 하던 부신의 기능이 쇠퇴합니다. 부신이 스테로이드를 만들지 않아도 외부에서 약물로 공급하니 쉽게 설명하면 부신이 놀다가 임무를 잊어버린 셈이죠. 그래서 스테로이드를 장기간 복용하다가 갑작스레 복용하지 않으면 입맛이 없고 힘이 없을 뿐만 아니라 인체에서 중요한 역할을 담당하는 전해질이란 물질의 수치가 낮아집니다. 아무래도 현재 그 질환에 해당할 듯 합니다. 물론 앞서 말씀드렸듯 혈액검사를 확인해야 확실하게 진단할 수 있습니다."

혈액검사 결과도 부신기능저하증의 전형적인 사례에 해당했다. 그런데 스테로이드의 종류는 다양하고 부신기능저하증 외에도 부작용이 많다.

2.

2014년 4월 8일 거구의 사내가 아리조나의 호텔 주차장에서 쓰러졌다. 함께 있던 아내는 급히 사내를 병원으로 옮겼으나 안타깝게도 소생하지 못했고 의료진은 사망을 선언했다. 50대 중반의 나이를 감안하면 사내는 대부분의 평범한 사람에게 위압감을 줄 만큼 크고 건장했으나 사내의 과거를 아는 사람은 그 모습이 볼품없다며 깜짝 놀랄 것이다. 물론 제임스 브라이언 헬위그(James Brian Hellwig)란 사내의 이름을 듣고 그의 유명한 과거를 떠올릴 수 있는 사람은 극히 드물다. 다만 '얼티밋 워리어(the Ultimate Warrior)'란 별명을 들으면 많은 사람이 볼품없는 모습에 탄성을 지를 가능성이 크다. 왜냐하면 '얼티밋 워리어'는 '헐크 호간'과 함께 1980년대 중반부터 1990년대 초반까지 미국 프로레슬링의 흥행을 주도했으며 단순히 '유명한 프로레슬러'가 아니라 그 시대의 대중문화를 대표하는 상징에 해당하기 때문이다. 멋지고 건장한 것을 넘어 예술적인 아름다움까지 느껴지는 근육질의 체구에 용맹한 인디언 전사를 연상하게하는 분장으로 모습을 드러내면 관중은 환호했고, 곧장 링으로돌진하여 전광석화처럼 악역 프로레슬러를 쓰러뜨린 후 링의 로프를 흔들며 표효하면 경기장 전체가 광란에 빠졌다. 그런 '얼티밋 워리어'가 예전의 그림자를 겨우 떠올릴 수 있을 정도의 모습으로 쓸쓸하고 안타까운 죽음을 맞이한 셈이다.

그래도 다행히 '얼티밋 워리어'는 마지막으로 대중의 관심을 끌며 팬을 만나는 행복을 누렸다. 2014년 4월 초, 그러니까그가 호텔 주차창에서 쓰러져 죽음을 맞이하기 직전, 프로레슬링 명예의 전당에 헌액하는 행사에 모습을 드러내 의미심장한연설을 남겼다.

"모든 사람은 언젠가는 그 심장의 박동이 멈추고 최후의 숨결을 내뱉습니다. 그러나 그가 했던 일이 다른 사람의 사람의 심장을 더 깊이 뜨겁게 하면, 그의 본질, 그의 영혼은 이야기꾼의입에서, 그를 추억하는 사람의 기억에서 영원할 것입니다."

추억의 프로레슬러가 오랜만에 과거의 영광을 쉽게 떠올리기 힘든 모습으로 나타나 유언처럼 느껴지는 비장한 연설을 남기고 며칠 후 사망하는 사건은 헐리우드 영화보다 극적이었다. '얼티밋 워리어'의 사망원인은 심징질환으로 밝혀졌는데 비교적 젊은 나이에 심장질환으로 사망한 유명 프로레슬러는 '얼티밋 워리어'만이 아니다. 1990년대부터 2000년대 초반까지 화려한 기술과 유창한 말솜씨로 인기를 누리던 라틴계 프로레슬러 에디 게레로, '얼티밋 워리어'와 비슷한 시기에 '미스터 퍼텍트'란 이름으로 명성을 누린 커트 헤닉, 모두 비교적 젊은 나이에 심장질환으로 사망했다. (커트 헤닉의 경우에는 코카인 복용이 직접적인 사인이나 심장질환도 영향을 주었다.) 프로레슬러뿐만 아니라 1980년대의 보디빌더와 육상선수에도 비교적 젊은 나이에 갑작스레 사망한 사람이 적지 않다. 그리고 이들의 죽음에도 스테로이드의 그림자가 짙다.

3.

스테로이드는 크게 두 가지로 분류한다. 첫 번째는 코르티코스테로이드(corticosteroid)이며 두 번째가 성 호르몬(sex steroid)이다.

먼저 코르티코스테로이드는 앞서 여자 환자의 사례에서 살펴본 것처럼 부신(adrenal gland)에서 분비한다. 코르티코스테로이드는 다시 글루코코르티코이드(glucocorticoid)와 미네랄로코르티코이드(mineralocorticoid)로 분류한다. 글루코코르티코이드는 염증반응과 면역반응을 강력하게 억제하고 탄수화물, 단백질, 지방의 대사를 조절하며, 미네랄로코르티코이드는 전해질 농도와 수분의 양을 적절하게 조절한다. 그런 작용을 통해 두 호르몬은 생명 유지에 필수적인 기능을 조절하고 특히 인체가 가혹한 스트레스에 노출했을 때 이겨낼 수 있는 힘을 만든다.

이런 특징 때문에 코르티코스테로이드는 다양한 질환을 치료할 수 있다. 염증반응과 면역반응을 강력하게 억제하기에 사소한 알레르기부터 시작해서 천식, 만성폐쇄성폐질환, 다양한 자가면역질환, 통풍, 퇴행성 관절염을 비롯한 근골격계 질환까지 널리 사용한다. 또 외상 혹은 질병으로 부신의 기능이 저하한 환자에도 처방하며 뇌의 악성종양과 혈액암의 치료에도 사용한다.

그래서 20세기 초반부터 코르티코스테로이드를 약물로 사용하려는 시도가 이어졌다. 그 무렵에는 부신이 코르티코스테로이드를 분비하는 사실이 알려진 터라 소의 부신에서 코르티코스테로이드를 추출하는 것이 1920-1930년대에 처음 사용한 방법이다. 구체적으로 살펴봐도 방법은 생각보다 단순하다. 도축장에서 소의 신선한 부신 — 신장 위에 위치한 작은 장기여서 숙련한 도축업자가 아니면 구분하기 어렵다 — 을 3-4㎏ 정도 구해서 실험실로 보낸다. 실험실에서는 도착한 부신을 아주 작은 조각으로 자르고 동결한다. 그런 다음 에탄올과 아세톤 같은 용매를 이용하여 코르티코스테로이드를 뽑아낸다. 물론 딱 한 가지 부분이 까다롭다. 이 책의 다른 장에서 이미 살펴본 것처럼 부신은 코르티코스테로이드 외에도 에피네프린을 분비하기 때문에 그렇게 추출한 물질에서 에피네프린을 제거해야만 코르티코스테로이드를 얻을 수 있다.

어쨌든 최초의 인슐린을 돼지의 췌장에서 얻은 것처럼 소의 부신에서 얻은 최초의 코르티코스테로이드를 자가면역질환의 일종인 류마티스성 관절염, 급성 류마티스열(acute rheumatic fever) 같은 질환에 실험적으로 사용하자 우수한 효과를 확인했다. 그러나 본격적으로 사용하기에는 해결해야할 문제가 있었다. 돼지의 췌장에서 추출한 인슐린이 너무 비싸 널리 사용할 수 없던 것처럼 소의 부신에서 추출하는 코르티코스테로이드도 너무 비쌌다. 1949년 코르티코스테로이드 1g의 가격이 200달러였으니 요즘에도 꽤 비싼 액수지만 당시의 물가수준과 화폐가치를 감안하면 무시무시한 금액이다. 그래도 코르티코스테로이드의 뛰어난 효과와 큰 잠재성에 매혹한 사람들은 포기하지 않고

싼 가격으로 코르티코스테로이드를 생산하는 방법을 찾으려 노력했다. 그들은 완전히 인공적으로 합성하는 것은 가능하지 않더라도 소의 부신처럼 비싼 재료가 아니라 식물의 열매, 껍질, 뿌리 같은 상대적으로 싼 재료를 이용하는 방법을 고안했다. 다행히 중남미와 아프리카에서 코르티코스테로이드와 구조가 유사한 물질을 함유한 다양한 식물을 발견했고 덕분에 1950년대 초반에는 코르티코스테로이드 1g의 가격이 수십 달러 수준까지 내려갔다.

그러면서 새로운 시대가 열렸다. 1950년의 하이드로코르티손(hydrocortione)을 시작으로 1958년의 덱사메타손에 이르기까지 다양한 종류의 코르티코스테로이드를 실제 치료에 투입했다. 그리하여 처음 코르티코스테로이드를 실험한 류마티스성 질환과 에디슨병(Addison's disease, 부신의 기능이 저하하여 호르몬을 분비하지 못하는 질환)뿐만 아니라 루푸스(SLE, systemic lupus erythematosus), 궤양성 대장염(ulcerative colitis), 크론병(Crohn's disease) 같은 다양한 자가면역질환의 치료에 획기적인 발전을 이끌었다. 또 다양한 알레르기의 치료와 만성 폐질환의 치료에도 빠질 수 없는 치료제로 자리잡았다. 정형외과 분야에서도 마찬가지여서 류마티스성 관절염 같은 자가면역질환 외에도 퇴행성 관절염 같은 질환에서 해당 부위에 직접 주사하는 방식으로 큰 효과를 거두었다.

하지만 대부분의 사물에는 밝은 면과 어두운 면이 공존하고 빛이 강렬하면 그림자도 짙기 마련이다. 코르티코스테로이드를 본격적으로 사용한 1950년대부터 다양한 의사가 무시할 수 없는 부작용을 보고했다. 짧은 기간 사용한 경우에는 부작용이 드물지만 일정 기간 이상 투여하면 혈당이 상승하고 고혈압이 나타나며 감염병이 자주 발생했다. 외모도 변화해서 얼굴은 달 혹은 찐빵을 떠올릴 만큼 둥글어지며 팔과 디리에서는 근육이 사라지고 대신에 부종이 발생하여 팽팽해져서 우스꽝스러우면서도 기괴한 모습이 되었다. 거기에 위궤양과 골다공증도 자주 발병하여 환자 가운데 상당수는 토혈과 골절에 시달렸다. 그런데 이런 부작용이 발생했을 때, 코르티코스테로이드의 복용을 중단하면 한층 심각한 문제가 발생했다. 메스꺼움과 구토 때문에 식사량이 줄고 무기력해지며 심각한 경우에는 의식저하와 저혈압까지 나타났다.

일단 혈당과 혈압이 상승하고 감염이 자주 발생하며 잘 낫지 않고 근육이 퇴화하며 살이 찌고 전반적으로 동글동글한 모습으로 변하는 부작용은 코르티코스테로이드 자체의 역할과 관련 있다. 염증반응과 면역반응을 강력하게 억제하니 감염에 취약해질 수밖에 없고, 극심한 스트레스 상황에서 이겨내도록 도와주는 호르몬이라 고혈압과 고혈당을 유도하고 근육과 뼈가 약화한다. 다음으로 부작용을 확인하고 코르티코스테로이드의 복용을 중단하면 오히려 한층 심각한 문제가 발생하는 이유는 이 장의 첫 부분에서 이미 언급했다. 부신에서 분비해야 할 코르티코스테로이드를 외부에서 오랫동안 공급하니 부신이 기능을 상실한 것이다. 그래서 이율배반적이게도 코르티코스테로이드를 장기간 복용하여 이미 부작용이 발생한 환자의 경우에는 코르티코스테로이드가 치료약이다. 코르티코스테로이드의 복용량을 조금씩 줄이면서 부신이 기능을 회복하는 것을 기다리는 것이 거의 유일한 치료이기 때문이다. 이런 문제 때문에 코르티코스테로이드는 단기간 사용하는 것이 좋고 장기간 복용할 수밖에 없는 상황에서는 용량을 세심하게 조절하며 복용을 중단할 때에도 갑작스레 끊지 않고 조금씩 복용량을 줄인다.

그런데 2000년대 초반 의약분업을 시작하기 전까지 한국에서는 이런 원칙을 준수하지 않는 곳이 많았다. 병원과 의원에서는 외래 환자에게 직접 경구약을 조제하고 약국에서는 의사의 처방이 없어도 코르티코스테로이드 같은 전문의약품을 임의로 판매했다. 그러다 보니 경제적인 목적, 그러니까 '입소문을 타서 많은 손님을 유치하려는 속셈'으로 약물을 남용했고 코르티코스테로이드가 대표적인 사례였다. 염증을 강력하게 억제하는 효과 때문에 단순한 감기와 경미한 타박상에도 처방하면 즉각적인 효과를 보였고 스트레스를 이겨내도록 도와주는 역할 때문에 입맛을 좋게 하고 피로를 물리치는 '만병통치약'으로도 널리 사용했다. 그래서 1970, 1980, 1990년대에 '유명한 약국' 혹은 '명의로 소문난 의원'에서 처방한 경구약을 다소 삐딱한 시선으로 조사하면 코르티코스테로이드가 빠지지 않을 때가 많다. 심지어 요즘에도 응급실에서 코르티코스테로이드의 부작용으로 부신의 기능이 저하한 환자를 자주 만난다.

그러나 코르티코스테로이드의 남용이 초래한 이런 문제는 성 호르몬의 남용, 정확히 말해 아나볼릭 스테로이드(anabolic steroid)의 남용이 만든 문제와 비교하면 소소하게 느껴진다.

4.

고대부터 인류는 다양한 목적으로 거세를 사용했다. 바빌론과 페르시아 같은 오리엔트 제국에서는 순종적인 노예를 만들고 군주를 배신하지 않는 시종을 육성하려고 거세를 시행했다. 동아시아에서도 같은 목적으로 거세를 사용해서 청나라와 조선이 종말을 고할 때까지 환관은 정계에서 빼놓을 수 없는 등장인물에 해당했다. 동로마 제국을 제외한 유럽에서는 거세가 비교적 드물었으나, 죄인을 거세하고 장님으로 만드는 것은 바이킹 사회에서 중요한 형벌에 해당했다. 그래서 바이킹의 후예인 노르만인 군주는 반역자를 처형하는 대신 거세하고 장님으로 만들 때가 많았다. 정복왕 윌리엄 1세 — 영국왕에 오르기 전, 정복왕 윌리엄 1세는 노르망디 공작으로 노르만인 혈통이다 — 와 시칠리아 왕국 — 선조인 바이킹을 본받아 모험심이 강한 노르만인은 아랍 무슬림으로부터 시칠리아를 탈환하여 왕국을 건설했다 — 의 군주들이 그랬다.

그러면서 자연스레 고환을 제거한 남자에서 일어나는 변화를 깨달았다. 특히 고환을 제거한 남자는 그렇지 않은 경우와 비교하여 근육을 만들기 어려웠다. 명나라 무렵에는 환관이 군대를 이끌고 거대한 정복사업에 나서거나 훌륭한 무사로 활동하는 사례가 적지 않았으나 그런 육체를 만들려면 훨씬 많은 노력이 필요했다. 그래서 고환에 '힘의 원천'이 있다는 믿음이 퍼졌고 19세기에 접어들어 '과학의 시대'가 열리자 고환에서 분비하는 호르몬이 근육을 강화할 것이란 제법 합리적인 주장이 힘을 얻었다. 그리고 1889년 오늘날에도 유명한 의학저널인 란셋(Lancet)에 그 시대에 어울리는 논문이 실렸다. 유명한 프랑스계 과학자인 샤를-에두아르 브라운-세콰르(Charles-Édouard Brown-Séquard)가 기니피그와 개의 고환에서 추출한 물질을

20일 동안 매일 자신에게 주사하고 그에 따른 변화를 보고한 것이다. 1889년 당시 72살의 노인이던 그는 20일 동안 매일 고환의 추출물을 주사한 덕분에 젊은 시절의 힘을 되찾아 몇 시간 동안 쉬지 않고 실험에 진행할 수 있었으며 저녁을 먹은 후에도 복잡한 문제를 다룰 집중력을 잃지 않았다고 주장했다.

20세기에 이르자 한층 과학적인 연구가 진행되었다. 1931년 독일의 생화학자인 아돌프 부테난트(Adolf Butenandt)가 베를린 경찰학교의 젊은 경찰관에서 채취한 15,000L의 소변에서 안드로스테론(androsterone)을 추출했고, 1935년에는 에른스트 라쿼(Ernst Laqueur)가 황소의 고환에서 테스토스테론(testosterone)을 추출했다. 물론 테스토스테론이 대표하는 아나볼릭 스테로이드를 폭넓게 사용한 것은 비싸지 않은 가격에 합성할 수 있는 방법을 개발한 1950-1970년대부터다.

그런데 샤를-에두아르 브라운-세콰르의 실험에서 알 수 있듯, 사람들은 질병을 치료하는 약물보다 신체능력을 향상하는 약물에 초점을 맞추어 아나볼릭 스테로이드를 바라봤다. 인체에서는 주로 고환 같은 생식선에서 주로 분비하고 부신에서도 소량 분비하는 아나볼릭 스테로이드는 근육을 강화하고 체지방을 감소시키며 적혈구의 생성을 촉진한다. 따라서 합성한 아나볼릭 스테로이드를 외부에서 투여하면 근육의 질과 양이 모두 향상하고 체지방은 감소하며 적혈구가 많아져서 심폐지구력도 개선한다. 그래서 같은 양의 훈련으로 한층 큰 효과를 거둘 수 있을 뿐만 아니라 오랫동안 강한 훈련을 진행할 수 있다. 그러니 종목을 막론하고 운동선수에게 거부하기 힘든 유혹에 해당했다.

그래서 1970년대 중반 이미 올림픽위원회에서 아나볼릭 스테로이드의 사용을 금지했으나, 인공적으로 합성한 다양한 아나볼릭 스테로이드가 등장하고 투여하는 방법도 발전하면서 금지약물로 규정한 종목에서도 몰래 사용하는 사례가 끊이지 않는다. 올림픽의 아마추어 종목이 아닌 프로야구와 미식축구, 복싱, 종합격투기 같은 종목에서는 한층 심각하고 보디빌딩과 프로레슬링처럼 금지약물을 거의 규제하지 않는 분야에서는 '사용하지 않으면 바보' 같은 상황이 벌어졌다.

그러나 이미 말한 것처럼 빛이 강렬하면 그림자도 짙기 마련이다. 아나볼릭 스테로이드에도 코르티코스테로이드와 마찬가지로 치명적인 부작용이 있다.

우선 아나볼릭 스테로이드를 사용하면 처음에는 신체능력이 향상하나 곧 심각한 부상이 찾아올 가능성이 커진다. 왜냐하면 아나볼릭 스테로이드는 근육을 강화하나 힘줄(tendon)을 강화하는 효과는 없다. 그렇기에 지나치게 강력해진 근육의 힘을 힘줄이 이기지 못하고 파열할 위험이 커진다.

다음으로 아나볼릭 스테로이드는 뇌를 손상한다. 특히 사고와 판단, 감정의 통제 같은 고차원적인 기능을 담당하는 전두엽, 기억을 담당하는 해마(hippocampus)에 양향을 주어 인지기능이 저하하고 우울증과 조울증 같은 질환의 위험을 높인다.

또 아나볼릭 스테로이드는 심장근육의 비대(hypertrophy)와 동맥경화를 초래한다. 심장근육은 다른 장기와 달리 단순히 두꺼워진다고 기능이 향상하는 것은 아니며, 오히려 지나치게 두꺼워진 심장근육은 기능이 저하할 뿐만 아니라 갑작스런 심정지의 위험을 높인다. 노폐물이 쌓여 혈관의 폭이 좁아지는 동맥경화 역시 급성 심근경색(acute myocardial infarction)의 원인에 해당해서 아나볼릭 스테로이드를 오랫동안 사용하면 비교적 젊은 나이에 갑작스레 사망할 가능성이 매우 크다.

얼티밋 워리어와 미스터 퍼펙트, 에디 게레로 같은 유명한 프로레슬러가 갑작스런 심정지로 사망하고 적지 않은 보디빌더, 프로레슬러, 미식축구선수, 종합격투기선수가 우울증과 조울증, 치매 같은 질환에 시달리는 이유에는 아나볼릭 스테로이드가 큰 몫을 차지할 것이 틀림없다.

제11장

'고통을 잊게 하면
삶도 시든다', 아편

Opium

1.

응급실에서 오랫동안 일하면 요일에 대한 감각이 무디어진다. 월요일부터 금요일까지, 아침에 출근하여 저녁에 퇴근하는 일반적인 근무 형태와 달리 응급실은 24시간 내내 멈추지 않고 진료하는 곳이라 12시간 2교대 혹은 8시간 3교대로 근무하기 때문에 평일과 주말의 구분이 큰 의미가 없다. 오히려 외래 진료를 하지 않는 주말이 한층 바쁘고 며칠씩 휴일이 이어지는 '황금연휴'에는 전장의 야전병원 같은 공간으로 변할 때가 많다. 그래서 대부분의 직장인이 손꼽아 기다리는 '황금연휴'가 응급실에서 근무하는 인력에게는 '가장 마주하고 싶지 않은 시기'에 해당한다.

그때도 추석연휴라 그런 '가장 마주하고 싶지 않은 시기'에 해당했다. 응급실은 환자로 붐볐고 중환자도 적지 않아 잔뜩 긴장을 세운 상태였다. 그런데 진료용 컴퓨터에 앉아 처방을 입력하던 중, 묘한 기분이 들었다. 누군가 나를 지켜보는 느낌, 긍정적인 의미로 바라보는 것이 아니라 힐끔거리며 염탐하는 시선을 느꼈다. 잠시 일을 멈추고 주변을 둘러보자 이내 의문이 풀렸다.

눈코 뜰 사이 없이 바쁘고 분주한 응급실의 싱황을 이용하여 응급실 출입구를 몰래 통과하고 접수처를 지나 진료용 컴퓨터 근처까지 침투(?)하는 것에 성공한 중년 사내가 응급실에 근무하는 의사가 누구인지 조심스레 살피고 있었다. 사내는 단순히 낡은 것이 아니라 제대로 세탁하지 않은 옷을 입었고 거칠고 탄력 없는 피부와 마르고 볼품 없는 체형이며 조금씩 손을 떨었다.

"김○○씨!"

내가 날카롭게 사내의 이름을 부르자 그는 벼락을 맞은 듯 멈칫했다. 그리고는 이내 겸연쩍게 웃었다.

"오늘은 어디가 불편하시죠?"

환자에게 질문하는 의사가 아니라 범인을 심문하는 형사처럼 물었으나 사내는 움츠러들지 않고 겸연쩍은 웃음을 계속 흘리며 말을 이었다.

"그게 말입니다. 제 아내가 최근에 위암 말기를 진단받았습니다. 속이 좋지 않아 서울의 큰 병원에 갔는데 앞으로 얼마 살지 못한다고 하더라구요."

그러나 사내의 얼굴에서는 아내가 말기 위암을 진단받은 슬픔과 절망을 찾을 수 없었다. 오히려 뒤틀린 열망, 오늘은 무슨 일이 있어도 목표를 이루겠다는 강한 의지가 느껴졌다.

"그래서 어쩔 수 없이 술을 마셨습니다. 그런데 알다시피 제가 만성 췌장염 환자이지 않습니까? 그래서 술을 마셨더니 다시 명치가 아파서 견딜 수가 없습니다. 오늘 연휴라 바쁘신데 찾아와서 죄송합니다만 시간을 많이 빼앗지 않겠습니다. 혹시 페치딘(pethidine) 좀 주실 수 없겠습니까? 주사를 주실 시간이 없다면 옥시콘틴 알약을 주셔도 괜찮습니다."

페치딘(pethidine)와 옥시콘틴(oxycontin) 모두 마약성 진통제다. 아편과 유사한 화학구조를 지닌 합성마약이며 의사의 처방이 있으면 합법적으로 투여할 수 있다. 또 아편의 중독성을 조금 줄였으나 그래도 아주 쉽게 중독에 빠진다. 그러니까 짧게 말하면 사내는 아편을 요구한 것이다.

"김○○씨. 제가 응급실 근무를 막 시작한 신참도 아니고 지금껏 일하면서 김○○씨 같은 분을 몇 명이나 만났을 것 같습니까? 김○○씨 같은 분은 잊을 만하면 찾아옵니다. 그리고 목적은 항상 같죠. 김○○씨 같은 분의 목적은 항상 마약성 진통제입니다. 그리고 나름대로 그럴듯한 이유를 제시하죠."

나는 피식 차가운 미소를 지은 다음 말을 계속했다.

"그런데 문제는 그 이유에 독창성이 부족하다는 부분입니다. 김○○씨 같은 사람이 마약성 진통제가 필요하다며 제시하는 이유는 놀랄 만큼 비슷해요. 어머니 혹은 아내가 말기암에 걸렸거나 자녀가 사고를 당했다는 내용에서 크게 벗어나지 않습니다. 그런 예상하지 못한 재앙이 발생해서 어쩔 수 없이 술을 마셨고 그래서 만성 췌장염이 악화했으니 어서 마약성 진통제를 달라고 요구하죠."

사내의 얼굴에 실망하는 표정이 떠올랐다.

"물론 만성 췌장염의 악화에는 마약성 진통제가 필요합니다. 다만 정말 만성 췌장염이 악화했다는 의학적 근거를 확인하기 전에는 마약성 진통제를 투여할 수 없습니다. 그러니 우선 혈액검사를 시행하고 그 다음에 복부 CT를 찍어 만성 췌장염의 악화를 확인하면 마약성 진통제를 처방하겠습니다. 그전에는 마약성 진통제를 드릴 수 없습니다."

나의 냉랭한 말에도 사내는 혹시나 하는 기대를 버리지 못했다.

"그래도 추석 연휴인데 이번 한 번만 어떻게 안 되겠습니까?"

다만 그런 기대는 역시나 하는 상황으로 끝날 뿐이다.

"안 됩니다. 우리 이런 대화를 한두 번 한 것도 아니지 않습니까? 매번 같은 결과를 마주하면서도 이번은 다를 것이라 기대하는 것은 어리석은 판단이 아닐까요?"

그러자 사내는 천천히 응급실을 떠났다.

2.

초기 인류는 먹을 수 있는 것과 먹을 수 없는 것을 어떻게 판단했을까? 물론 숱한 시행착오를 거쳐 쌓은 경험을 사용했을 것이 틀림없으나 그런 경험이 없는 상황, '미지의 식물'을 처음 마주했을 때는 어떻게 판단했을까? 그런 상황에서는 아마도 직관에 의지했을 가능성이 크다. 향기가 은은하고 맛이 달콤한 식물은 섭취했을 것이며 향기가 자극적이고 맛이 역겨운 식물은 멀리했을 것이다. 다만 어느 집단이든 호기심과 모험심을 주체하지 못하는 괴짜가 존재하기 마련이다. 그래서 목숨을 담보삼아 자극적인 향기 혹은 쓰디쓴 맛을 지닌 식물을 섭취하는 도박에 나서는 소수가 있었을 것이 틀림없다. 그리고 인류가 다양한 약초를 발견하는 것에 그런 정신나간 괴짜가 크게 공헌했을 가능성이 크다.

아편(opium)의 발견도 그랬을 것이다. 양귀비의 설익은 열매가 손상하면 끈적한 액체가 흘러나오고 이내 말라붙어 어두운 노란색 결정이 되는 것을 관찰하고는 호기심과 모험심을 억누르지 못한 몇몇이 조심스레 그 결정을 맛보았을 것이다. 물론 그 결정은 머리카락이 쭈뼛할 만큼 쓰디쓴 맛이었으나 묘한 행복감이 밀려오면서 몽롱해졌을 것이다. 그래서 몽롱함을 넘어

깊은 잠에 빠질 때까지 그 결정을 섭취하는 사람도 있었을 테고 시간이 흐르면서 그 결정이 몽롱한 행복감을 줄 뿐만 아니라 아주 효과적인 진통제이며 기침과 설사에도 효과가 있음을 깨달았을 것이다. 오늘날, '기술 문명의 황금기'를 만끽하는 우리에게는 절절하게 와닿지 않으나 17-18세기까지도 인류 대부분의 삶은 매우 가혹했다. 평범한 일상에도 심각한 상처를 입을 수 있는 위험이 도사렸으며 온갖 질병이 호시탐탐 기회를 엿보고 있으나 막상 인류에게는 상처를 치료하고 질병을 규명할 지식도 부족하고 당연히 효과적인 치료법도 거의 없었다. 그런 상황에서 아편이 주는 위안은 어마어마했을 가능성이 크다. 실제로 19세기 말과 20세기 초까지 임상의사가 처방하는 무수한 약물 가운데 진짜 효과가 있는 것은 아편, 아스피린, 장뇌(강심제로 사용했다), 키닌 정도였다. 대부분의 질환은 저절로 낫는 사례가 아니면 다가오는 죽음에서 벗어나기 힘들어 아편으로 고통을 덜어주는 것이 의사가 선택할 수 있는 최선에 해당했다. (환자를 살리겠다면서 고리타분한 체액설에 근거하여 중금속을 먹이고 사혈요법을 시행하면 오히려 더 큰 고통을 겪었다.)

그래서 기록에 남은 아편의 사용은 기원전 3000년 무렵 수메르인까지 거슬러 오른다. 그들은 날카로운 도구로 양귀비의 설익은 열매에 상처를 만들어 흘러나오는 액체를 모으는 방식으로 아편을 채취했고, 그렇게 만든 아편을 직접 먹거나 혹은 연기를 만들어 흡입하는 방식으로 투여했다. 그런 아편 사용은 고대 오리엔트와 그리스 전체로 퍼져 고대 이집트인은 우는 아이를 달래는 용도부터 외과수술에 사용하는 진통제까지 다양한 목적으로 사용했으며 '오디세이' 같은 호메로스의 서사시에도 연회에서 아편을 섞은 포도주를 마시는 장면이 등장한다. 로마 제국 무렵부터 의사가 사용하는 주요 약물로 떠오른 아편은 이슬람이 오리엔트의 지배자가 된 후에도 지위를 유지했다. 이슬람 지배자는 술을 엄격히 금지했던 것과 달리 아편에는 관대했고, 아편은 곧 무슬림 상인을 따라 인도와 중국에도 전해졌다.

그러나 아편은 심각한 문제를 지닌 약물이다. 강력한 진통제이며 기침과 설사에도 효과가 있으나 중독성이 매우 강하고 과량으로 복용하면 심각한 호흡곤란으로 사망할 수 있다. 덧붙여 아편이 주는 몽롱한 행복감은 중독을 더욱 강화하는 요인이다. 그리하여 아편은 가장 전통적인 마약에 등극했고 개인의 운명뿐만 아니라 국가의 운명을 바꾸기도 했다.

3.

유럽의 서쪽 끄트머리인 이베리아 반도에 위치한 스페인과 포르투갈은 중세 내내 유럽의 역사에서 중요한 역할을 맡지 못했다. 북아프리카에서 온 이슬람 정복자를 방어하는 것에 급급했기 때문이다. 다행히 중세가 저물고 르네상스가 시작하는 15세기 후반 가까스로 이슬람 정복자를 몰아내고 레콩키스타(Reconguista, 기독교 세력의 이베리아 반도 탈환)를 완성했으나 유럽, 북아프리카, 소아시아, 중동 같은 이른바 '지중해 세계'에는 이미 강력한 경쟁자가 많아 진출하기 어려웠다. 그래서 스페인과 포르투갈은 대서양으로 눈을 돌렸다. 스페인은 대서양을 횡단하여 아메리카 대륙에 식민지를 건설했고 포르투갈은 아프리카 남쪽을 돌아 동남아시아로 가는 길을 열었다.

그런데 이런 정복과 식민지 경영에는 막대한 자금이 필요했다. 바다 건너 멀리 떨어진 곳에 식민지를 건설하는 것은 더욱 그랬다. 자칫 식민지 건설이 '국가 발전의 동력'이 아니라 '국가를 좀먹는 골칫거리'가 될 수도 있어, 이 두 나라는 어떻게든 수익을 올리는 것에 집중했다. 다행히 스페인은 멕시코를 비롯한 중남미에서 거대한 은광을 개발하여 엄청난 수익을 올렸고 포르투갈은 동남아시아에서 중세와 르네상스 시대 무렵에는 같은 무게의 금보다 비싼 사치품이었던 향신료를 독점했다.

스페인과 포르투갈을 꺾고 새롭게 정복자로 떠오른 영국, 프랑스, 네덜란드 역시 식민지 경영에 필요한 막대한 자금을 확보하는 문제에 맞닥뜨렸다. 특히 인도를 정복하는 살벌한 경쟁에서 승리한 영국의 경우 문제는 한층 심각했다. 거대한 인도를 다스리는 것에 필요한 자금을 마련하지 못하면 이른바 '승자의 저주'에 시달릴 가능성도 다분했다.

그래서 영국은 중국으로 눈길을 돌렸다. 물론 당시 유럽인이 '잠자는 사자'에 비유하던 중국을 인도처럼 정복할 의도는 없었다. 영국은 그저 중국과 교역을 통해 이익을 얻어 인도를 다스릴 자금을 마련하고자 했다. 그런데 막상 무역에 나서니 도무지 이익을 창출하지 못했다. 중국에는 영국이 탐낼 상품이 많았으나 영국에는 중국이 탐낼 상품이 없었기 때문이다. 중국의 비단, 차, 도자기에 런던의 상류층은 매혹당했으나 중국인은 영국의 모직물과 면직물에 시큰둥했다. 그러니 중국과 무역을 할수록 적자만 커졌다.

그런 상황이라 영국은 아편을 선택할 수밖에 없었다. 8세기 무렵 이슬람 상인이 전파한 이래 아편은 중국에서 남녀노소와 신분을 막론하고 가장 인기 있는 기호품이었다. 또 인도 북부는 아편을 재배하기에 이상적인 환경이었다. 그리하여 영국은 인도에서 재배한 아편을 대규모로 중국에 팔기 시작했다. 18세기부터 시작한 이 아편무역은 1820년대에 이르자 영국에 막대한 이익을 안겼으나 중국은 사회 전체가 아편 중독에 신음하기 시작했다. 고위관료와 부유한 상인부터 가난한 농민까지 자신의 수입이 허락하는 한도에서 최대한 아편을 즐기면서 사회의 활력이 감소하고 평소라면 국가를 위해 사용할 막대한 자금이 나라 밖으로 흘러나갔다.

결국 사태의 심각성을 인식한 청나라 정부가 행동에 나섰다. 하지만 당시 청나라의 내부 사정은 좋지 않았다. 물론 겉으로 드러난 모습에는 별다른 문제가 없었다. 1636년 만주에서 건국한 이후 명나라를 몰아내고 '중원의 주인'이 되었을 뿐만 아니라 17세기 후반부터 18세기 말까지 강희제, 옹정제, 건륭제가 연이어 즉위하며 중국 역사상 최대의 번영을 누렸다. 베트남, 조선, 몽골과 티벳을 영향력 아래 두었고 러시아 제국의 남하를 막고 네르친스크 조약을 체결했다. 그런 제국의 강력한 힘에 영국과 프랑스 같은 유럽 열강조차 청나라를 만만하지 않은 상대로 평가했다. 그러나 19세기 초반을 지나면서 청나라는 내리막길에 접어들었다. 제국을 경영하려고 만든 거대한 행정조직은 지나치게 경직했고 너무 느렸다. 관료는 부패했고 군대는 무기력했으며 황제를 비롯한 수뇌부는 문제를 제대로 인식하지 못했다. 그래도 당시 청나라를 다스리던 도광제는 아편 문제를 해결하고자 유능하고 담대할 뿐만 아니라 강직하고 청렴한 관료를 파견했다.

도광제가 선택한 임칙서는 가난한 훈장의 아들로 태어나 고위관료에 오른 입지전적인 인물로 당시 청나라 관료 가운데 드물게 강직하고 청렴한 부류였다. 그래서 그를 아편 문제를 해결할 승부사로 선택한 것은 괜찮은 결정으로 보였다. 실제로 1838년 말 흠차대신 — 특정 사안에 대해서 황제가 전권을 위임한 대신 — 으로 임명되어 아편무역의 온상인 광저우에 부임한 임칙서는 처음부터 강력한 조치를 시행했다. 물론 임칙서가 아편무역을 금지한다고 선언했을 때, 영국 상인들은 동요하지 않았다. 그때까지 그랬던 것처럼 적당히 몸을 사리면서 뇌물을 바치면 큰 문제없이 해결할 수 있으리라 생각했다. 그들이 그때까지 겪은 청나라의 고위관료는 모두 그랬기 때문이다. 그러나 임칙서는 달랐다. 그는 아편무역의 실태를 집요하게 조사했고 상황을 파악한 후에는 거침없이 행동에 나섰다. 그는 영국 상인들로부터 1400톤의 아편을 압수하여 바다에 버리는 방식으로 완전히 폐기했다. 영국 상인들이 격렬하게 항의했고 뇌물과 협박을 동반하여 압박했으나 임칙서는 눈 한 번 깜빡이지 않고 아편무역에 대한 강력한 통제를 계속했다.

그러나 임칙서는 강직하고 청렴하며 대단히 유능한 행정가였으나 국제정세를 이해하는 안목이 부족했다. 청나라의 다른 고위층과 마찬가지로 임칙서도 청나라의 힘을 과대평가했고 영국의 힘을 과소평가했다. 영국, 프랑스, 네덜란드 같은 국가에 대한 판단은 청나라가 전성기를 누리던 18세기부터 조금도 변하지 않았으나 정작 청나라의 힘은 18세기보다 훨씬 약화했고 유럽 열강의 힘은 한층 강화했다. 그래서 청나라는 임칙서의 성공을 지원할 힘이 부족했다. 급기야 1840년 영국 정부가 아편문제를 해결하려고 함대를 파견하자 청나라의 허약함이 적나라하게 드러났다. 재미있게도 청나라뿐만 아니라 영국조차 처음에는 청나라의 힘을 과대평가해서 함대를 파견하여 전쟁을 벌이는 것을 반대하는 의견이 만만치 않았으나 전쟁은 시종일관 영국의 우세로 진행했고 난징이 함락하면서 끝났다. 패배의 대가로 청나라는 굴욕적인 내용의 난징조약을 체결했고, '1차 아편 전쟁'이라 불리는 이 사건을 시작으로 2차 대전이 종결할 때까지 중국에 악몽 같은 시대가 펼쳐진다.

4.

아편 전쟁 같은 역사적 사건과 별개로 아편의 장점을 살리면서 단점을 줄이려는 시도가 이어졌다. 그런 시도 가운데 하나로 19세기 초, 아편에서 다른 불순물을 제거하고 유효성분만 추출하여 모르핀(morphine)을 만들었다. 다른 불순물을 제거하고 유효성분만 추출하면 진통과 진정 같은 장점은 극대화하면서 중독성과 호흡곤란 같은 단점을 줄일 수 있으리라 기대했으나 안타깝게도 모르핀 역시 아편과 크게 다르지 않은 중독성을 지녔고 과량으로 투여하면 호흡곤란이 발생했다.

그러자 이번에는 모르핀에서 한층 순수한 형태의 물질을 추출해서 문제를 해결하려고 시도했고 그 결과로 1898년 헤로인(heroin)을 만들었다. 하지만 이번에도 장점을 극대화하고 단점을 줄이려는 목적과 달리 헤로인(heroin)은 최악의 중독성을 지닌 매우 위험한 약물로 밝혀졌고 마약으로는 아편과 모르핀을 가볍게 능가했다.

그래도 과학자들은 포기하지 않았다. 아편에서 추출한 모르핀과 헤로인 같은 천연 물질로는 문제를 해결할 수 없다고 판단해서 이번에는 아예 인공적으로 합성한 물질에서 희망을 찾으려 했다. 아편 계열 물질의 화학구조가 밝혀지고 아편 계열 물질이 뇌의 엔돌핀 수용체(endorphin receptor)에 결합하여 진통, 진정, 쾌락 같은 효과를 만드는 것이 알려지면서 인공적으로 합성하려는 시도에도 큰 진전이 있었다. 그리하여 1960년 폴 얀센(Paul Janssen)은 모르핀과 헤로인보다 훨씬 강력한 진통과 진정 효과를 지닌 펜타닐(fentanyl) 합성에 성공한다.

그래서 20세기 후반, '아편 계열 진통제의 새로운 전성기'

가 열렸다. 메스암페타민, 코카인, 마리화나 같은 다른 경쟁자가 '불법 마약'으로 분류되어 비싼 가격 ― 대부분의 마약이 비싼 이유는 재미있게도 불법이기 때문이다 ― 과 처벌 가능성이란 단점을 지닌 반면에 페치딘, 펜타닐, 옥시콘틴 같은 아편 계열 진통제는 의사의 처방만 있으면 언제든지 합법적으로 구입하여 즐길 수 있기 때문이다. 특히 옥시콘틴의 제조사인 퍼듀(Purdue Pharma)는 옥시콘틴의 중독성과 위험을 알면서도 숨기고 의료진에게 리베이트를 제공하여 처방을 부추긴 혐의로 유죄를 선고받았다.

물론 한국의 경우에는 미국만큼 '합법적으로 처방한 아편 계열 진통제'의 문제가 심각하지 않다. 그러나 그런 문제일수록 현재의 상황에 안심하면 곧 너무 늦어 아무것도 할 수 없는 순간을 맞이할 때가 많다.

제12장

'소변을 봐라, 그러면
평안을 얻을 것이다'
이뇨제

diuretic

1.

구급차는 통상 119과 129로 구분한다. 소방청에 소속된 119는 국가가 운영하고 이용자에게 비용을 청구하지 않으며 현장에서 병원까지 환자 이송을 담당한다. 반면에 129는 민간이 운영하는 사설업체이며 병원 간 이송을 담당하고 이용자에게 비용을 청구한다. 그렇다면 똑같이 아무 연락 없이 나타났다고 가정하면 응급실 밖에서 경광등의 요란한 불빛을 비추는 구급차가 119 소속일 때 더 불길할까? 아니면 129 소속일 때 더 불길할까? 사람마다 다르겠으나 내 경우에는 129 소속일 때 더 불길한 불안에 휩싸인다. 병원 간 이송을 담당하는 129 특성을 고려하면 '연락 없이 도착한 129 구급차'에는 '제대로 치료받지 못한 상태의 환자'가 타고 있을 가능성이 높기 때문이다.

연고지 문제로 전원하는 경우를 제외하면 129 구급차를 통해 다른 병원으로 환자를 이송하는 사례는 대부분 '현재 병원에서 감당하거나 치료할 수 없는 환자'다. 그러니까 요양병원이나 일반적인 중소병원에서 치료하기 힘든 중증 환자일 가능성이 높은데 그런 환자를 '전원 문의' 없이 그냥 129 구급차에 태워 보내는 것은 현재 그 병원에 정상적인 당직 의사가 없거나 애당초 환자를 제대로 진단해서 치료하지 않았다는 것을 의미하고 나아가 기본적으로 환자에 대한 책임감이 부족한 병원이란 뜻이기 때문이다.

그래서 그날 새벽 응급실 밖에 멈춘 구급차가 129임을 확인했을 때부터 기분이 좋지 않았다. 잠시 후 운전기사가 먼저 내려 구급차의 뒷문을 열자 환자에 앞서 간호사가 내렸다. 이어서 이동식 침대가 내려졌는데 환자는 눕지 않고 앉은 상태였고 온힘을 다해 가슴을 들썩이며 가쁘게 숨쉬고 있었다. 식은땀을 흘리며 앉은 상태로 숨을 몰아 쉬는 것으로 미루어 환자는 폐부종이 있을 가능성이 높았다. 심장 기능이 감소하거나 신장 기능이 떨어져 폐에 습기가 차는 것이 폐부종(pulmonary edema)이고 심하면 흉수(pleural effusion)가 생기는데 이런 경우 누우면 호흡곤란이 심해지고 앉으면 호흡곤란이 완화된다. 환자를 태운 이동식 침대가 응급실로 들어오자 그런 추측은 더욱 강해졌다. '낯익은 얼굴'이었기 때문이다. 환자는 울혈성 심부전(congestive heart failure)이 있고 이전에도 폐부종이 악화하여 수차례 응급실을 통해 입원했었다. 사실 응급실을 통해 입원을 반복하는 울혈성 심부전 환자는 적지 않은데 그 환자를 얼굴만으로 기억하는 이유는, 첫 번째로 입원할 때마다 한 번도 보호자가 나타나지 않았고, 두번째로 폐부종이 악화한 이유가 대부분 자의적으로 심장내과 외래에서 처방받은 경구약을 줄이거나 인근 병원에 들러 '몸에 힘이 없다'며 영양제와 수액을 정맥으로 투여받아서였기 때문이다.

"어디서 오시는 거죠?"

숨을 헐떡이는 환자 대신 간호사에게 물었다. 129 구급차에는 사설업체에 소속된 응급구조사나 간호사가 동행할 때가 많으나 그 간호사의 복장에는 인근 병원의 마크가 찍혀 있었다.

"OO병원인데요. 갑자기 숨을 못 쉰다고 하셔서요."

OO병원이란 것은 옷에 찍힌 마크로 이미 알아 궁금하지 않았다. 환자가 그 병원에 입원한 이유가 무엇이며, 무슨 치료를 받았고, 언제부터 문제가 생겼는지 궁금했다. 그러나 그런 정보를 제대로 얻을 수 있으리라 기대하지 않았다. 심한 호흡곤란을 호소하는 환자를 아무 연락 없이 129 구급차에 태워 보낸다는 것은 '정상적인 무엇'을 기대하기 힘든 병원이란 뜻이기 때문이다.

"전원 문의도 없이 와서는 곤란합니다. 진료의뢰서는 있습니까?"

'당직 과장님이 무조건 보내라고 해서 어쩔 수 없었어요'라는 말과 함께 간호사는 진료의뢰서를 내밀었다. 진료의뢰서에는 병명으로 '1.피로증후군, 2.고혈압'이라 적혀 있었고 그 아래 세부 항목에는 '호흡곤란으로 전원합니다'란 문구만 달랑 있었다. 그저 명목상으로 진료의뢰서를 작성했을 뿐 아무 내용도 없는 것과 마찬가지였다.

　긴장한 표정의 OO병원 간호사를 뒤로 하고 환자에게 다가 갔다. 호흡수가 빠르고 맥박수도 다소 빨랐으나 혈압과 체온은 정상 범위였다. 청진 결과 양쪽 폐에서 수포음이 들렸다. 폐부종 으로 인한 호흡곤란 가능성이 거의 확실했으나 즉시 심전도를 시행해서 심근경색을 의심할 만한 변화가 없다는 것을 확인했 다. 그 다음 산소를 공급하며 시행한 흉부 X-ray로 폐부종을 확 진했고 즉시 라식스 20mg을 정맥 이뇨제로 주사했다. 또 소변 량을 확인하기 위해 도뇨관(foley cath.)을 삽입했다. 그때부터 1시간 후까지 400cc 가량 소변이 나왔고 환자의 호흡곤란은 극 적으로 호전했다.

　앞서 말했듯 폐부종은 심장이나 신장의 기능이 저하되어 폐에 습기가 차는 증상이다. 원인에 따라 차이가 있으나 울혈성 심부전이나 만성 신부전을 근본적으로 치료하기는 대단히 어렵 다. 심근경색을 비롯한 다양한 질환으로 감소한 심장 기능을 회 복하는 것은 불가능에 가깝고 만성 신부전은 신장 이식 외 방법 이 없다. 그러나 폐부종을 치료하는 것은 어렵지 않다. 어디까지 나 근본적인 치료가 아니며 증상 개선에 불과하나, 울혈성 심부 전으로 인한 폐부종은 정맥 이뇨제를 투여해서 소변량을 늘리면 해결할 수 있고 만성 신부전 악화로 인한 폐부종은 응급 혈액투석을 시행하면 호전한다.

어쨌거나 환자는 이전과 마찬가지로 호흡곤란이 크게 호전한 상태로 심장내과 병동에 입원했다. 아울러 이번에 폐부종이 악화한 원인은 수액과 영양제였다. 보름 전 ○○병원을 찾은 환자는 '힘이 없고 피곤하니 입원하고 싶다'고 얘기했다. 사실 그 시점에서는 환자에게 입원이 필요한 문제가 없었을 가능성이 높다. 그러나 환자는 의료보호에 해당하여 입원해도 본인이 부담할 비용은 아주 적었고 ○○병원은 최근 경영 악화로 무조건 환자를 유치하려는 상황이다. 환자와 ○○병원 양측의 도덕적 해이가 맞아 떨어진 셈인데 ○○병원 의료진이 환자에게 고혈압이 있다는 것은 알았으나 울혈성 심부전이 있다는 것을 알아차리지 못한 것이 문제였다. 열흘 동안 그들은 환자에게 계속해서 비타민 섞인 수액을 투여했고 환자를 설득해서 본인 부담금이 발생하는 영양제를 처방했다. 물론 환자와 비슷한 또래의 일반인에게는 문제가 생길 양이 아니었다. 고혈압을 감안해도 크게 문제될 만큼은 아니었다. 그러나 어디까지나 울혈성 심부전이 없는 경우에 그렇다. 환자처럼 심한 울혈성 심부전이 있으면 열흘 동안 하루에 1000cc씩 투여한 수액에도 폐부종이 생길 가능성이 높다. 그래도 우리 병원 심장내과 외래에서 처방한 경구약에 이뇨제가 포함되어 있어 열흘 동안은 어찌어찌 버티었으나 결국 폐부종이 악화했고 심한 호흡곤란을 호소하자 OO병원의 당직 의사는 깜짝 놀라 '묻지마 전원'을 감행했던 것이다.

OO병원 의료진은 울혈성 심부전이 있고 그로 인한 폐부종 악화로 몇 차례나 입원 치료받은 환자에게 열흘에 걸쳐 굳이 필요하지 않은 수액 ─ 심지어 폐부종 가능성이 상대적으로 적은 포도당 수액이 아니라 폐부종 가능성이 높은 하트만액(Hartmann's solution)이었다 ─ 을 지속적으로 투여했다. 진료의뢰서의 병명에 '피로증후군'과 '고혈압'이라 기입한 것을 감안하면 심지어 그들은 환자에게 울혈성 심부전이 있다는 사실조차 알지 못했을 가능성이 높다. '고혈압으로 약을 먹고 있다'는 환자의 말을 그대로 믿었을 가능성이 높은데 환자가 복용하는 경구약을 제대로 살펴봤다면 관상동맥질환에 처방하는 아스피린, 플라빅스와 함께 이뇨제가 포함된 것을 확인했을 테고 그랬다면 울혈성 심부전을 어렵지 않게 추측할 수 있었을 것이다.

2.

"밤에, 특히 잠자리에 들고 서너 시간이 경과한 후, 환자는 갑작스럽게 시작하는 강력한 천식 발작에 깨어난다. 숨이 막혀 죽을 듯한 상황에서 환자는 기껏해야 신선한 공기를 마시려고 창문으로 뛰어갈 뿐이다. 곧 환자의 손과 발은 퉁퉁하게 부풀고 얼굴은 보라색으로 변하며 손의 감각이 떨어진다."

"이런 증상은 주로 폐와 심장으로 향하는 혈액이 응고하거나 멈추어서 발생한다. 환자는 가슴에 통증을 느끼고 숨이 차서 말을 하기 어렵다. 동시에 매우 불안하며 기침을 하고 때로는 피가 섞인 거품을 입에 머금기도 한다."

"폐로 혈액이 제대로 순환하지 못하면 상반신의 림프 순환에도 정체가 발생하고 정체한 림프가 피가 섞인 거품을 만든다. 따라서 이런 증상에 대한 치료는 즉시 사혈요법을 시행하여 정체한 혈액을 제거하는 것 뿐이다."

위 내용은 17세기에 활동한 이탈리아인 의사인 조르조 빌리비(Giorgio Baglivi, 1668-1707)가 이른바 심장성 천식(cardiogenic asthma)에 대해 남긴 기록이다. 물론 요즘에는 심장성 천식이란 용어를 거의 사용하지 않는다. 알레르기성 질환으로 알레르기 반응을 일으키는 상황에 노출하면 기관지가 좁아지는 일반적인 천식과 달리 심장성 천식은 심장 기능이 저하하여 발생한 폐부종이기 때문이다.

폐부종이 발생하는 원인을 쉽게 설명하면 다음과 같다. 심장은 일종의 펌프다. 사람이 태어나서 사망할 때까지 심장은 쉬지 않고 인체의 구석구석으로 혈액을 공급한다. 혈액은 산소와 영양분, 다양한 종류의 호르몬을 비롯한 생명 유지에 꼭 필요한 물질을 인체의 세포에게 공급하고 또 세포에서 발생한 노폐물을 수거하는 역할을 담당해서 혈액의 공급이 중단하면 세포에 손상이 발생한다. 특히 뇌세포처럼 민감한 경우에는 단 5분만 혈액의 공급이 중단해도 아주 심각한 손상이 발생한다. 그래서 심장은 수십 년을 쉬지 않고 움직일 수 있을 만큼 매우 튼튼하고 다양한 상황에 잘 적응하는 장기에 해당한다. 하지만 인체의 어떤 기관도 질병과 부상에서 자유롭지 않다. 인간의 심장은 2개의 심방과 2개의 심실로 구성되어 있으며, 각각의 공간을 연결하며 열리고 닫히는 동작을 반복하는 판막에 사소한 손상이 발생하는 것만으로도 심각한 기능 저하가 발생한다. 또 심장근육에 혈액을 공급하는 관상동맥(coronary artery)에 혈전이 발생하여 막히는 심근경색(myocardial infarction)이 발생하면 운좋게 목숨을 건지더라도 심장근육에 큰 손상이 발생해서 역시 기능이 저하한다. 이렇게 심장의 펌프 기능이 저하하면 인체의 구석구석으로 원활하게 혈액을 공급하기 어렵다. 그래서 손과 발 같은 인체의 말단에 체액이 몰려 통통하게 붓는 증상이 발생한다. (일반적인 생각과 달리 손과 발이 저린 것은 혈액순환과 관련하지 않고 대부분은 경추와 요추의 협착증 같은 문제가 원인이다. 그러니 손과 발이 저리다고 혈액순환에 좋은 건강보조식

품을 섭취하라는 권유는 해당 제약회사의 알량한 상술일 뿐이다.) 그런데 손과 발이 붓는 것은 그저 조금 불편할 뿐이나 제대로 순환하지 못한 혈액 때문에 폐에 체액에 차기 시작하면 아주 심각한 문제가 발생한다. 폐는 폐포라고 부르는 엄청나게 많은 조그마한 방으로 구성되며, 들이마신 공기를 포함한 산소를 거기서 혈액이 흡수하고 혈액에 있는 이산화탄소를 배출한다. 그런 폐에 체액이 차기 시작하면 지나치게 축축해진 환경 때문에 산소를 흡수하고 이산화탄소를 배출하는 과정을 원활하게 진행하기 어렵다. 이런 문제가 바로 폐부종이며 약간 과장하면 '폐포에 자신의 체액이 가득 차서 익사하는 것'에 해당한다.

앞서 살펴본 것처럼 17세기에도 정확하지는 않으나 폐부종의 원인을 어느 정도 이해했다. 의학이 발달하면서 19세기 무렵에는 보다 명확하게 폐부종의 원인을 밝혔다. 또 폐부종이 악화하면 정말 많은 양의 물이 폐에 차는 흉수가 발생하는 것도 알아냈다. 그러나 원인을 알아내는 것과 효과적인 치료법을 찾는 것은 별개의 문제다.

폐부종의 근본적인 치료는 심장 기능을 향상하는 것이나, 원인이 판막질환이든 심근경색이든, 혹은 심근염(myocarditis) 같은 감염병이든 간에 한번 심장 기능이 약화하면 쉽게 되돌리기 어렵다. 오늘날에도 대부분의 경우에는 더 이상 나빠지는 것을 방지할 수 있을 뿐, 획기적으로 심장 기능을 향상하는 것은 매우 어렵다. 그래서 오늘날에도 심장기능이 저하하여 폐부종이 발생할 가능성이 큰 환자, 이른바 울혈성 심부전에 해당하는 환자일 경우에는 폐부종의 발생을 줄이는 것에 초점을 맞춘다.

그러나 20세기 초반까지도 폐부종을 막거나 해소할 효과적인 방법을 찾지 못했다. 그래서 환자의 고통을 줄이고 심장의 부담을 완화하고자 모르핀을 정맥주사로 투여하고 피를 뽑아내는 사혈요법을 시행하는 것이 전부였다. '혈액의 정체가 만든 체액의 저류'가 폐부종의 원인이니 '과도한 혈액을 제거한다'는 부분에서 사혈요법이 타당한 것처럼 보이나 효과는 미미했고, 사혈요법을 시행한 다른 질환에서와 마찬가지로 환자의 상태가 악화하는 사례가 많았다. 또 모르핀은 환자의 고통과 불안을 경감하는 것에는 효과가 있으나 다른 아편 계열 진통제처럼 호흡을 억제하는 부작용이 있어 자칫 환자를 '평온한 죽음'에 이르게 하는 문제가 있었다.

그래서 20세기 중반까지도 폐부종을 효과적으로 치료하는 방법은 사실상 존재하지 않았다.

3.

이뇨제(diuretic)란 용어 자체는 고대 그리스 시대까지 거슬러 오른다. 유명한 폼페이 유적에서 발견한 그림에도 포도, 올리브, 체리 같은 식물이 소변의 양을 늘린다는 묘사가 있다. 서양뿐만 아니라 동양에서도 섭취하면 소변량이 증가하는 다양한 식물을 식품과 약품으로 사용했다. 그러나 어디까지나 민간요법일 뿐, 많은 양을 복용하지 않아도 소변량이 충분히 증가하는 약물을 찾지는 못했다. 20세기가 시작한 후에도 그런 상황은 한동안 이어져서 1950년대까지도 수은을 함유한 몇몇 약물 외에는 사용할 수 있는 이뇨제가 없었다. (당연히 수은을 함유한 약물은 심각한 독성 때문에 널리 사용하기가 어려웠다.)

그러다가 예상하지 못한 곳에서 실마리가 풀렸다. 1930년대 게르하르트 도마크가 최초의 항생제인 설파제를 개발했고 뒤를 이어 성능을 개선한 다양한 설파제 계열 약물이 등장했다. 그런데 1930년대 후반, 설파제 계열 항생제인 설파닐아마이드(sulphanilamide)를 복용한 환자에서 소변량이 확연히 증가하는 증상을 확인했다. 의료진은 그런 환자에게서 소변에 함유된 수분이 증가했을 뿐만 아니라 나트륨도 증가했음을 깨달았다. 생리학과 생화학, 해부학의 발전 덕분에, 신장에서 소변을 만들어 배출할 때 나트륨과 칼륨 같은 전해질이 중요한 역할을 담당하는 것을 알아낸 상황이라 곧 설파닐아마이드가 신장에서 나트륨을 흡수하는 것을 방해하여 소변량을 늘린다는 사실을 밝혀냈고 설파닐아마이드의 화학구조를 변화하여 보다 효과적인 이뇨제를 만드는 것에 성공했다.

이렇게 만든 이뇨제를 가장 먼저 적용한 분야가 바로 폐부종의 치료였다. 특히 울혈성 심부전이 원인인 폐부종의 경우, 심장 기능이 약화하여 혈액순환이 정체하고 그에 따라 폐포에 체액이 차는 증상이라 소변량을 획기적으로 증가시켜 체액 자체의 양을 줄이면 일시적이긴 해도 빠른 시간에 폐부종을 개선할수 있었다. 설파닐아마이드와 그에 기반해서 만든 '최초의 이뇨제'는 임상시험에서도 훌륭한 성과를 보였고, 1950년대와 1960년대에 푸로세마이드(furosemide, 오늘날에도 널리 사용하는 lasix가 바로 여기에 속한다) 같은 새로운 이뇨제를 개발하면서 '울혈성 심부전으로 인한 폐부종의 치료'가 크게 진전했다.

덕분에 오늘날 울혈성 심부전은 완치를 기대할 수는 없으나 충분히 통제하여 일상 생활을 유지할 수 있는 질환에 해당하고 '울혈성 심부전으로 인한 폐부종'도 응급실에서 아주 두려운 질환에는 해당하지 않는다. 다만 이뇨제를 꾸준히 복용하면 당연히 화장실을 자주 찾을 수밖에 없어서 '화장실에 자주 가고 싶지 않다'는 이유로 환자가 이뇨제 복용을 중단하거나, '힘이 없으니 수액을 맞아야겠다', '요즘 기력이 약해져서 몸에 좋은 영양제를 달라'는 환자의 요구에 성실하지 못한 의사가 부주의하게 정맥주사로 수액 혹은 단백질 영양제를 투여하면 폐부종이 심각하게 악화할 때가 많다.

　세상에서 수액과 영양제로 치료할 수 있는 질병은 극히 제한적이란 사실을 모두 기억하길 바란다.

제13장

'잠들면 기적이 일어나리라'
전신마취제

Nitrous oxide

1.

실제로 참전했던 군인은 전쟁영화를 좋아하지 않을 가능성이 크다. 강력사건에 잔뼈가 굵은 형사도 경찰영화 혹은 범죄영화를 좋아하지 않을 가능성이 크다. 영화의 재미를 극대화하려고 과장하거나 현실에서 찾아보기 힘든 '판타지'를 추가한 부분에는 시큰둥한 태도로 냉소 가득한 표정을 지을 것이며 평범한 사람이 경악하거나 혹은 경탄하는 부분도 그들에게는 특별할 것이 전혀 없는 일상에 해당할 것이기 때문이다. 의료인도 비슷하다. 상당한 수준의 고증을 확보한 영화와 드라마를 제외하면 대부분은 '에이, 말도 안 돼'란 생각만 떠오를 뿐이다. 특히 의료진이 응급상황에 놀라 우왕좌왕하거나 환자와 보호자에게 지나치게 감정이입하여 평정을 상실하는 장면을 마주하면 '에이, 이건 더욱 말이 안 돼'란 생각이 떠오른다. 다만 의료인이 아닌 일반인의 경우에는 놀라고 당황하고 불안과 걱정에 휩싸이는 것을 충분히 이해한다. 의료인 입장에서는 평범한 일상에 불과한 일도 환자와 보호자에게는 다르게 다가올 수 있기 때문이다.

그때도 그랬다. 짧은 머리카락, 검게 그을린 피부, 건장한 체격의 젊은 남자는 환자복이 너무 어색했다. 응급실뿐만 아니라 병원 전체를 봐도 그만큼 환자에 어울리지 않는 환자도 드물

듯했다. 그러나 침대에서 몸을 일으켜 앉을 때도 통증에 얼굴을 찌푸렸고 무엇보다 불안과 걱정으로 표정이 어두웠다.

"선생님, 저 정말 괜찮을까요?"

그는 근심 가득한 목소리로 물었다. 그의 불안과 걱정을 덜어주려고 나는 가볍게 싱긋 웃으며 말했다.

"누구도 미래를 완벽하게 예측할 수는 없습니다만 일반적으로 급성 충수염은 아주 심각한 질환은 아닙니다. 환자분의 나이와 건강 상태를 감안하면 심각한 상황이 발생할 가능성은 크지 않으니 지나치게 걱정할 필요는 없습니다."

그랬다. 환자는 급성 충수염, 흔히 맹장염이라 알려진 질환에 해당했다. 짧은 머리카락과 검게 그을린 피부로 추정할 수 있듯, 환자는 군복무 중인 젊은 남자였다. 하필이면 휴가 기간에 복통이 발생하여 응급실을 찾았고 복부 CT를 촬영한 결과 급성 충수염을 진단받은 상황이었다. 그는 나의 설명에도 여전히 불안과 걱정을 떨치지 못한 표정으로 말했다.

"태어나서 수술이란 것이 처음입니다. 그럼 마취는 배에만 부분마취해서 수술합니까? 설마 전신마취를 하는 것은 아니겠죠?"

천만의 말씀. 안타깝게도 충수절제술 같은 수술을 부분마취로 사행하기는 어렵다. 항문에 국한한 수술이라면 요추에 마취제를 투여하는 방식으로 시행할 수 있으나 염증이 발생한 충수를 절제하는 수술은 그렇게 시행하기 어렵다.

"아, 복부수술은 전신마취로 시행할 수밖에 없습니다. 그러나 너무 걱정하지 마세요. 심전도와 흉부 X-ray도 정상이며 숙련한 마취과 의사가 마취를 책임집니다. 그리고 예전과 달리 개복하지 않고 복강경으로 진행할 계획이라 복부에 작은 구멍 셋을 뚫어 카메라와 기계팔을 넣어 시행하니 회복도 빠릅니다."

그러나 환자는 여전히 곧 울음을 터트릴 듯한 표정으로 말했다.

"그게 아니라 전신마취라면 제가 깨어나지 못할 수도 있지 않습니까? 영영 깨어나지 못하면 어쩌나요?"

물론 그럴 가능성이 전혀 없지는 않다. 그러나 그렇게 따지면 마른 하늘에서 번쩍이는 벼락에 죽을 가능성도 완전히 없지는 않으며 물을 마시다가 사망하거나 기차가 탈선하고 비행기가 추락하고 자동차가 전복하여 사망할 가능성도 늘 있다.

"환자분, 물론 세상에서 위험이 전혀 없는 시술과 수술은 존재하지 않습니다. 매우 드물지만 이론적으로는 타이레놀 같은 약물을 복용하고 쇼크로 사망할 수도 있습니다. 그러나 환자분이 전신마취에서 깨어나지 못할 가능성은 극히 작은 반면에 급성 충수염을 방치하여 복막염이 발생하고 패혈증 쇼크로 사망할 가능성은 매우 큽니다. 그러니 응급수술을 할 수밖에 없지 않겠습니까?"

　다행히 환자의 수술은 무사히 끝났다. 그런데 급성 충수염이 손쉽게 치료할 수 있는 질환이 된 역사는 길지 않다. 따지고 보면 수술 자체의 역사는 매우 길지만 '성공적인 수술'의 역사는 그리 길지 않다.

2.

　미국인은 별종이다. 영국이 신대륙의 야만인을 쫓아내고 건설한 많은 '백인의 식민지' 가운데 국왕 폐하의 통치를 거부하고 반역을 일으켜 독립했을 뿐만 아니라 공화국, 즉 아예 '왕이 없는 국가'를 만든 사례는 미국이 유일하다. 그래도 모국인 영국을 흉내내서 상원과 하원을 구성했으나 국가의 우두머리 통치자를 4년마다 선거로 뽑는다니! 심지어 미국인 가운데도 그런 제도를 탐탁하지 않게 생각하는 사람이 제법 있었을 정도다. 그러나 많은 미국인은 오히려 그런 특징을 자랑스럽게 생각했다. 스스로 총을 들어 폭군을 쫓아내고 타인의 지배를 받는 것이 아니라 스스로 자신을 지배하는 국가를 건설했다는 점에 무한한 자부심을 가졌다. 물론 교육과 문화에서는 은근한 열등감을 느낄 수밖에 없었다. 그래도 보스턴 사람들은 하버드 대학을 자랑스럽게 생각했고 언젠가는 영국의 대학을 따라잡을 것이라 믿었다. 철학과 법학 같은 유서 깊은 학문은 아직 많은 시간이 필요해도 의학과 과학에서는 거의 근접했다고 생각하는 사람도 적지 않았다. 오전부터 하버드 대학병원의 수술실에 참관인이 가득한 것에는 그런 이유도 있었다. 제법 많은 수의 참관인 가운데 상당수는 '최초'란 수식이 붙는 역사적인 사건을 기대했다. 물론 반대로 '또 하나의 웃음거리'를 조롱하려고 온 참관인의 숫자도 적지 않았다.

다만 조롱하려는 불손한 의도로 모인 참관인에게도 나름의 이유는 충분했다. 얼마 전에도 비슷한 일이 있었기 때문이다. 호레이스 웰스(Horace Wells)였던가? '통증을 전혀 느낄 수 없는 마취가 가능하다'며 호기롭게 환자에게 기괴한 기체를 흡입하여 '통증 없는 발치'를 시연하겠노라 큰 소리를 탕탕 쳤다가 엉망진창의 웃음거리로 전락한 사례가 있었다. 그런데 이번에도 윌리엄 모튼이란 새파랗게 젊은 치과의사가 웰스와 똑같이 주장했으니 삐딱하게 바라보는 사람이 있을 수밖에 없었다. 더구나 이번에는 발치가 아니었다. 스무살 먹은 환자의 목에 있는 커다란 혈관종을 제거하는 수술이었다. 그래서 '워렌도 나이가 들더니 판단력이 흐려졌어'라고 수군거리는 사람도 있었다. 예순여덟인 존 콜린스 워렌(John Collins Warren), 하버드 대학병원의 외과 주임교수가 풋내기 치과의사의 설득에 넘어간 것에 '노망이 났다'고 중얼거리는 사람도 있었다. 물론 누구도 정작 워렌 앞에서는 그런 말을 내뱉지 못했다. 칠순에 가까운 노인이 틀림없으나 하버드 대학병원의 외과 주임교수답게 워렌은 화가 치민 상태에서는 정말 무시무시했기 때문이다.

그런데 환자를 수술대에 누이고 워렌을 비롯한 수술진의 준비가 끝났으며 참관인으로 북적이는 상황에서 정작 마취를 진행할 모튼이 나타나지 않았다. 단순한 지각일 수도 있으나 뒤늦게 상황의 심각함을 인식한 모튼이 망신당하지 않으려고 도망쳤을 가능성도 다분했다. 초조한 가운데 시간은 흘러갔고 기다리다 못한 워렌이 약간 화가 난 표정으로 이전과 같은 일반적인 방법, 그러니까 환자의 팔과 다리를 가죽끈으로 묶고 조수가 힘껏 제압하는 방식으로 수술을 진행하려고 결심했을 무렵 수술실의 문이 열리고 모튼이 나타났다. 정확히 표현하면 '들이닥쳤다'가 어울릴 정도로 모튼은 전력질주한 끝에 가쁜 숨을 몰아쉬었고 모두의 시선이 그에게 쏠렸다. 모튼과 그의 동료는 지각한 것을 사과했으나 워렌은 그저 짧게 말했다.

"선생, 환자는 준비가 끝났소."

그러자 모튼과 그의 동료도 서둘러 마취를 준비했다. 아무래도 모튼은 마지막 순간까지 마취에 사용할 도구를 점검하느라 늦은 듯했고 모두가 숨죽인 채 바라보는 상황에서 유리로 만든 도구를 꺼내 환자 곁에 설치했다. 그리고 드디어 마취를 시작했다. 모튼은 유리로 만든 도구에 투명한 색깔의 액체를 부었고 한쪽 끝에 있는 관을 환자의 입에 물렸다. 액체는 한 방울씩 떨어지며 기체로 바뀌었고, 이를 환자가 흡입하자 처음에는 얼굴이 붉어졌다. 그러다가 호흡이 빨라졌고 잠시 뒤척이며 웅얼거린 다음 조용해졌다. 그러자 모튼은 환자에게서 한 걸음 물러나며 말했다.

"워렌 선생님, 환자의 준비가 끝났습니다."

그 시대의 여느 유능한 외과의사처럼 워렌의 손은 매우 빨랐다. 환자에게 다가가서 신속하게 커다란 혈관종을 제거했다. 환자의 목에 있는 커다란 혹을 제거하고 지혈하는 것에 기껏해야 5분 정도 걸렸다. 워렌의 수술이 끝나자 이번에는 다시 모튼의 차례였다. 모튼은 유리로 만든 도구를 환자에서 제거했고 잠시 후 환자는 눈을 떴다. 다만 처음에는 마취를 시작할 때처럼 웅얼거렸다. 재미있게도 이번에는 모튼보다 워렌이 조급했다. 환자의 웅얼거림이 끝나기 무섭게 워렌은 혹을 제거할 때 통증이 있었는지, 수술하는 동안 조금이라도 고통을 느꼈는지 환자를 다그쳐 물었다.

"아뇨, 전혀 없었습니다."

환자의 대답에 워렌과 모튼 모두 안도했다. 1846년 10월

16일, 그렇게 최초의 전신마취 수술이 성공했다.

3.

히포크라테스와 갈레누스가 활동하던 고대에도 수술은 존재했다. 급성 충수염과 급성 담낭염을 치료하고 복부 장기의 다양한 종양을 절제하는 '현대의 수술'은 아니었으나 그 시대에도 외상, 특히 전쟁에서 부상당한 병사를 치료하고자 수술을 시행했다. 그러나 수술에 따르는 고통을 해결하기는 매우 어려웠다. 환자는 정신을 잃을 때까지 술을 마시거나 아편을 복용했다. 때로는 아편을 섞은 술을 마셨다. 하지만 술과 아편을 지나치게 복용하면 수술의 성공과 관계없이 환자가 잠에서 깨어나지 못하고 사망하는 사례가 많았다. 그러니 환자를 묶는 것이 안전했다. 가죽끈으로 환자의 팔과 다리를 묶고 그것으로도 모자라 환자가 몸부림칠 수 없도록 조수가 제압했다. 그러면 외과의사는 최대한 빨리 수술을 진행했다. 오늘날처럼 조심스레 세심한 주의를 기울이며 절개하는 것이 아니라 미치광이처럼 칼을 휘둘렀다. 중요한 근육과 신경을 손상하지 않고 출혈을 최소화하는 것까지 관심을 기울일 여유가 없었다. 조수가 고통에 몸부림치는 환자를 제압할 수 있는 짧은 시간 내에 수술을 완료하려고 미친 듯이 칼을 휘두르고 지혈하고 봉합했다. 그러니 복부의 주요 장기를 수술하는 것은 엄두를 낼 수 없었다. 기껏해야 외부에서도 확인할 수 있는 종양 — 윗글에 언급한 환자의 혈관종 같은 — 을 제거하거나 외상을 입은 환자의 팔과 다리를 절단하는 것이 전부였다.

덧붙여 수술의 결과도 좋지 않았다. 왜냐하면 세균의 존재를 몰라 감염의 개념이 없었기 때문이다. 당연히 수술부위를 소독하지 않았고 심지어 환자가 입는 옷, 환자 덮는 침구를 제대로 세탁하는 경우도 드물었다. 수술도구도 소독하지 않았고 19세기 중반을 훌쩍 넘어서야 의사가 수술과 시술 전에 손을 씻었다. 19세기 중반까지는 의사의 의복과 수술도구에 핏자국이 많을수록 유능한 의사로 인정했다. 윗글에서 윌리엄 모튼과 존 콜린스 워렌이 최초의 '전신마취 수술'을 시행할 때에도 마찬가지였다. 영국의 외과의사인 조지프 리스터가 석탄산을 소독약으로 이용하여 무균수술을 고안하고 보급한 것이 1860년대여서 1846년에는 수술부위를 소독하지도 않았고 의사가 손을 씻지도 않았으며 수술도구도 마찬가지였다. 그저 윌리엄 모튼이 에테르를 이용하여 환자를 성공적으로 마취했을 뿐이다.

그래도 윌리엄 모튼의 시도는 위대하다. 윌리엄 모튼이 에테르를 사용하여 전신마취에 성공한 것을 시작으로 에테르와 클로로포름을 사용한 전신마취가 보편화했기 때문이다. 1850년 대에는 대영제국의 전성기를 이끈 빅토리아 여왕이 클로로포름을 사용한 '무통분만'을 받기도 했다. 물론 클로로포름은 독성이 있어 요즘에는 사용하지 않는다. 에테르 역시 작은 불꽃에도 폭발할 가능성이 있어 오늘날에는 안전하고 독성이 적은 아산화질소(Nitrous oxide)를 사용한다.

어쨌거나 윌리엄 모튼이 전신마취가 가능하다는 것을 입증하고 조지프 리스터가 무균수술을 보급하면서 의학의 새로운 시대가 열렸다. 전신마취 덕분에 외과의사는 더 이상 미치광이처럼 칼을 휘두를 필요가 없었다. 이제는 신중하게 세심한 주의를 기울이며 근육, 신경, 혈관을 최대한 손상하지 않고 절개하는 것이 가능했다. 또 팔과 다리의 절단과 외부에 드러나는 종양을 절제하는 것에서 벗어나 복부장기의 수술도 가능했다. 무균수술 덕분에 수술 후 감염의 위험이 크게 감소해서 '수술의 성공에도 상처감염으로 사망하는 사례'가 확연히 줄었다.

물론 진정한 '의학이 기적을 일으키는 시대'를 위해서는 아직도 인공호흡기, 이 책의 초반에 살펴본 신경근육차단제 그리고 무엇보다 항생제의 개발이 필요했으나 19세기 중후반의 사람들은 전신마취와 무균수술만으로도 '기적의 시대'가 도래했다고 생각했을 가능성이 크다.

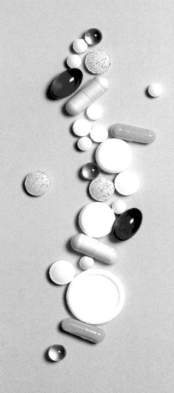

1.

    놀랍게도 인간을 '만물의 영장'으로 이끈 가장 큰 장점은 '타인과의 공존'이다. 그러니까 양육강식, 적자생존, 흔히 말하는 '정글의 법칙'을 따라 '만인의 만인에 대한 투쟁' 같은 상태를 구현했기에 번성한 것이 아니다. 다른 개체에게 관용을 베풀고 상당한 손해를 감수하면서도 도우려는 태도가 인류를 번영으로 이끈 동력이다. 물론 동물도 어느 정도는 그런 공존이 가능하다. 특히 늑대와 사자부터 시작해서 침팬지와 고릴라까지 아우르는 '사회적 동물'은 단순히 무리를 이루는 것을 넘어 인간을 뺨칠 만한 복잡한 사회활동을 영위한다. 그러나 인간을 제외하면 대부분의 동물은 자기네 무리에 속하지 않는 낯선 개체에 매우 적대적이다. 특히 좁은 공간에서 제한된 자원을 사용하는 상황을 참지 못한다. 인간의 가장 가까운 친척인 침팬지만 봐도 그렇다. 침팬지는 40~50마리가 무리를 이루어 고도로 발전된 사회생활을 영위하지만 각기 다른 무리에 속한 개체들이 만나면 격렬하게 싸운다. 그러나 우리 인간은 기차, 버스, 지하철 같은 좁은 공간에서 생전 처음 보는 사람과 만나도 대부분은 평화롭다. 가끔씩 다툼이 발생하고 심각한 사건이 벌어질 때도 있으나 모두 극히 예외적인 사례다. 그래서 공존하고 협력하도록 진화한 우리는 다른 개체를 공격하고 생명을 빼앗는 것에 심한 거부감을 느낀다.

여기에서 역설이 발생한다. 상어, 호랑이, 독사처럼 우리가 두려워하는 어떤 맹수도 인간이 서로 죽이는 것에 비하면 정말 보잘것없는 숫자의 희생자를 만들 뿐이다. 인류의 문명은 협력하며 공존하는 쪽으로 발전하는 동시에 보다 많은 인간을 효과적으로 살해하는 것에 골몰했다. 모든 사회가 개인이 저지르는 살인을 금기시하면서도 전쟁에서 저지르는 살인을 긍정하고 장려한다. 평화로운 일상에서 누군가를 살해하면 살인자로 비난받으나 전장에서 적을 죽이면 칭찬받는다. 평화로운 일상에서 십수 명을 살해하면 '사악한 연쇄살인범'에 불과하나 전장에서 십수 명의 적을 사살하면 영웅으로 추앙받는다. 이 얼마나 기괴한 역설인가!

하지만 아무리 영웅이라 추어올리고 '국가를 위한 고결한 행위'라 미화해도 다른 개체의 생명을 빼앗는 것은 매우 고통스런 일이며 정신에 큰 상처를 남긴다. 특히 함께 한 동료가 수없이 살해당하고 자신도 생명을 위협받는 상황에서 적군을 먼저 죽이고자 노력하는 경험을 반복하면 인간의 뇌 — 어떤 이는 영혼이라 부를 것이다 — 에는 회복하기 힘든 손상이 발생한다. 과거에는 그런 손상을 '병사의 심장(Soldier's Heart)'이라 불렀으며 오늘날에는 '외상 후 스트레스장애(PTSD, post-traumatic stress disorder)'라 부른다. 물론 '외상 후 스트레스 장애', 간략하게 'PTSD'라 부르는 질환은 참전한 군인에만 국한하지 않는다. 홀로코스트를 경험한 유대인, 집단살해사건에서 생존한 희생자, 9.11 테러를 겪은 사람, 세월호의 생존자처럼 '참기 힘든 끔찍한 경험'을 겪은 경우에는 누구나 PTSD가 발병할 수 있다. 그러나 어떤 재난도 강도와 지속성에서 전쟁을 능가하지 못한다.

인류가 문명을 이룩하고 국가를 구성했을 때부터 전쟁은 늘 극도로 잔인했다. 고대와 중세의 전장을 떠올려보라. 적을 물리치려면, 한층 직설적으로 표현해서 상대를 살해하려면 직접 마주해야 했다. 눈과 눈이 마주치고 손에 움켜쥔 무기로 상대를 가격할 수 있는 거리에서 공격이 이루어졌다. 전투가 시작될 무렵, 투석기나 활이 날린 발사체에 목숨을 잃은 사람이 운좋게 느껴질 만큼 그 거리에서 일어나는 죽음은 참혹했다. 철퇴와 곤봉, 쇠망치에 두들겨맞아 두개골이 으스러지거나 경추가 부러져 사망하는 경우도 있었고 검과 도끼, 창 같은 날카로운 무기에 팔다리가 잘리거나 몸통에 치명상을 입어 내장이 밖으로 쏟아져 죽기도 했다. 어떤 경우든 살아남은 쪽과 살아남지 못한 쪽 모두 피범벅이 되었고, 그 피에는 허연 뇟조각, 퀴퀴한 냄새가 나는 내장, 하얀 뼛조각이 섞였다. 중세 후반, 화약무기를 발명하면서 과거와 비교하여 보다 먼 거리에서 한층 효율적으로 상대를 살해할 수 있는 길이 열렸다. 심지어 화약무기는 이전에 사용했던 칼, 창, 도끼, 쇠망치 같은 무기와 비교하면 필요한 훈련도 아주 짧다. 하지만 전장의 풍경은 크게 변하지 않았다. 화승총 같은 화약무기의 사정거리가 길지 않았고 장전과 발사에 걸리는 시간이 길어 칼과 창 같은 전통적인 무기가 여전히 널리 사용되었기 때문이다. 미국의 독립전쟁과 나폴레옹 전쟁 무렵까지도 그랬다. 포격과 함께 전투가 시작하면 양쪽 보병은 대열을 구성하여 북소리에 맞추어서 100미터 이내까지 접근한 후에 사격을 시작했다. 총격전만으로 승부가 갈리는 경우도 있었으나 대부분은 착검한 보병이 돌진하거나 기병이 돌격하여 상대의 대열을 무너뜨려야 승패를 결정할 수 있었다. 그래서 여전히 전장은 극단적으로 참혹했다. 현대의 전쟁과 비교하여 양측이 동원하는 화력이 보잘것없고 사상자 숫자는 오히려 적었으나 잔인함은 훨씬 심했다. 그래도 그때까지는 PTSD를 심각하게 여기지 않았다. 참혹한 경험을 겪은 모든 사람이 PTSD에 걸리는 것은 아니다. 또, 당시에는 PTSD에 걸릴 만큼 전장을 경험한 사람 상당수는 일상으로 돌아오지 못했다. 무균수술이 확립되지 않았고 항생제도 없던 시절이라 부상병의 대부분이 상처감염으로 사망했기 때문이다.

　　그러다가 1차 대전을 겪으면서 상황이 달라졌다. 철조망과 기관총이 등장해서 19세기의 전장과 비교하면 소름끼칠 만큼 효율적으로 상대를 살해할 수 있는 조건을 갖추었으나 장군들의 사고방식은 무기의 발전을 따라가지 못했다. 그래서 서부전선에서 끔찍한 상황이 벌어졌다. 독일군과 그에 맞서는 프랑스군과 영국군, 양측 모두 깊게 참호를 판 후에 기관총과 철조망을 이용하여 쥐 한 마리도 빠져나가지 못할 만큼 방어선을 보강했는데 그걸 무너뜨리겠다며 무턱대고 병사들을 돌격시켰다. 그리하여 호루라기 소리와 함께 착검한 소총을 들고 진지 밖으로 뛰어나간 병사들 대부분은 기관총의 제물이 되어 쓰러졌다. 불과 3-4km를 전진하려고 수만 명의 목숨을 희생하는 경우가 잦았다. 전쟁이 중반을 넘어서면 염소가스와 겨자가스 같은 독가스를 살포하기도 했다. 그런데 1차 대전은 이전의 전쟁과 비교하면 엄청나게 많은 사람이 참전했다. 또, 아직 항생제는 없으나 무균수술이 확립되어 적지 않은 부상병이 생존하여 일상으로 돌아왔다. 그러면서 PTSD의 문제가 드러났다. 참전했던 젊은이 상당수가 정신적 문제를 겪었다. 당시에는 PTSD란 단어가 없어 '병사의 심장'이란 고전적인 단어를 사용하거나 '신경쇠약 (Neurasthenia)' 같은 애매모호한 표현을 사용했다.

2차 대전을 겪으면서 점차 문제가 뚜렷해졌다. 괌, 아오지마, 오키나와 같은 곳에서 끔찍한 전투를 경험한 병사들 상당수가 전쟁 후의 일상에서 문제를 일으켰다. 육체적인 부상이 없고 겉으로는 건실한 참전용사처럼 보였지만 악몽에 시달리고 특정한 상황에서 공황발작을 일으켰으며 술과 마약에 빠졌다가 자살로 삶을 마감했다. 그래도 2차 대전까지는 적군과 아군의 경계가 분명하며 '사악한 나치에 맞서 유럽을 해방시킨다'는 도덕적 명분이 강력하게 작용해서 아주 심각한 수준은 아니었다.

하지만 베트남전이 상황을 완전히 바꾸었다. 적군과 아군의 경계가 불분명한 전쟁, 보호해야 할 민간인과 제거해야 할 적군을 구분하기 힘든 전쟁, 심지어 도덕적 명분과 정치적 정당성도 부족한 전쟁이라서 참전했던 군인들 가운데 많은 수가 PTSD에 시달렸다. 끔찍한 악몽과 망상, 착란, 심한 공황발작 같은 증상을 경험하는 것 외에 일상에서 겪는 소소한 어려움까지 포함하면 엄청나게 많은 수가 전쟁이 준 스트레스에 시달렸다. 9.11 테러가 발생하고 아프가니스탄과 이라크에서 새로운 전쟁이 발발하면서 상황은 반복했다. 베트남전과 마찬가지로 아프가니스탄과 이라크 모두 민간인과 적군의 경계가 불분명했고 도덕적 명분이 없었다. 아울러 자살폭탄과 급조된 폭발물 같은 새로운 위협은 병사들을 끝없는 긴장으로 몰아넣었다.

그리하여 2010년대부터 참전용사가 겪는 PTSD가 미국에서 심각한 사회문제로 떠올랐다. 이라크와 아프가니스탄의 전장에서 돌아온 참전군인 가운데 적지 않은 숫자가 일상에 적응하지 못했다. 직장에서 쫓겨나고 결혼은 파탄에 이르렀다. 술과 마약 같은 문제에 시달리다가 자살로 삶을 끝내기도 했고 총기난사 같은 심각한 사건을 일으키는 사례도 나타났다. 그들의 PTSD를 치료하고자 다양한 의학적 시도가 이루어졌으나 안타깝게도 기존의 방법에는 한계가 명확했다. PTSD에 시달리는 환자 대부분은 기존의 치료법에 상태가 나아졌으나 증상이 심각한 경우에는 효과가 거의 없었다. 그러자 몇몇 의사들이 '합법적인 영역'에서 오랫동안 잊혀졌던 약물, 대신 '어둠의 영역'에서 엄청난 명성을 쌓은 약물에 눈길을 돌리기 시작했다.

2.

1930년대와 1940년대는 현대의학에 아주 중요한 시기다. 1930년대에는 설파제가, 1940년대에는 페니실린이 상용화하며 '항생제의 시대'가 열렸기 때문이다. 항생제는 무시무시한 악명을 떨치던 많은 감염병을 '전설 속의 악당'으로 만들어 '생명을 구한다'는 현대의학의 신화를 가능하게 했다. 항생제뿐만 아니라 다른 영역에서도 새로운 약물의 발견과 발명이 이어졌다. 신천지가 열린 듯했으며 새로운 금광을 발견한 것만 같았다. 다만 그러다보니 체계적이고 합리적인 시도 대신 시행착오와 우연이 어지럽게 섞인 연구도 많았다. (따지고 보면 페니실린의 발견도 그런 시행착오와 행운의 선물이다. 알렉산더 플레밍이 배지를 제대로 관리하지 못해서 원래 목표하던 세균 대신에 엉뚱한 곰팡이가 자랐고 거기에서 페니실린을 발견했기 때문이다.)

알버트 호프만(Albert Hofmann)도 그런 '개척시대의 과학자'였다. 취리히 대학에서 생화학을 전공한 호프만은 졸업 후 산도스 제약(Sandos, 오늘날에는 노바티스에 속한 브랜드)의 연구소에서 일자리를 구했다. 당시 호프만의 주요 관심사는 맥각(ergot)이었다. 맥각은 호밀 같은 곡물에 기생하는 곰팡이이며 맥각이 기생하는 호밀을 실수로 섭취할 경우, 구토와 어지러움 같은 경미한 증상에 그칠 수도 있으나 섭취량이 많으면 환각과 경련을 거쳐 사망에 이른다. 이런 맥각의 부작용은 중세 무렵부터 알려졌고 호프만은 그런 독특한 특징을 이용하여 신약을 개발하고자 했다.

맥각을 이용하여 중추신경을 자극하는 카페인과 같은 흥분제를 합성하는 것이 호프만의 목표였다. 호프만은 맥각에서 추출한 리세르그산(lysergic acid)을 조금씩 변형시킨 화학물을 실험했고 25번째 화학물에서 기대했던 것과 다른 독특한 효과를 발견했다.

애초에 호프만이 기대했던 물질은 앞서 말한 것처럼 중추신경 흥분제다. 카페인과 암페타민처럼 복용하면 집중력이 높아지고 피로를 잊으며 오랫동안 깨어있도록 만드는 약물을 찾으려 했다. (실제로 암페타민은 중독을 비롯한 부작용이 알려지기 전까지 군인과 노동자가 널리 사용했다. 2차 대전 당시 일본군과 독일군뿐만 아니라 연합군도 조종사에게 암페타민이 섞인 초콜릿을 지급했다.) 호프만이 리세르그산을 이용하여 합성한 물질도 쥐에 대한 실험에서 중추신경을 자극하는 효과가 있었으나 그리 강력하지 않았다.

다만 화학물을 실험한 호프만에게 이상한 일이 벌어졌다. 1943년 4월 16일, 호프만은 평소처럼 실험에 나섰으나 곧 어지러움을 느껴 평소보다 일찍 집으로 향했다. 심한 어지러움은 아니었으나 집으로 오는 내내 지속했고 집에 도착하자 공중에 뜬 것 같으며 꿈을 헤매는 듯한 기분을 느꼈다. 그뿐만 아니라 곧 독특하고 화려한 색감의 환상이 떠올랐는데 음악이 시각으로 나타나는 것만 같았다. 2시간이 경과하자 증상은 사라졌다. 호프만은 자신이 합성한 물질의 예상하지 못한 효과에 경탄했다. 정작 산도스 제약은 호프만이 발견한 물질에 별다른 관심을 보이지 않았으나 1950년대에 접어들자 많은 의학자, 특히 정신질환을 연구하는 사람들이 호프만의 물질에 흥미를 보였다.

그렇다. 호프만은 최초로 LSD를 합성한 사람이다.

3.

리세르그산 디에틸아미드(Lysergic Acid Diethylamide, 독일어인 Lysergsaure Diathylamid를 줄여 LSD라 부르는 약물)은 대부분에게 낯설지 않을 것이다. 특히 20세기 팝음악을 좋아하는 사람에게는 매우 친근할 것이 틀림없다. 비틀즈의 노래 '루시 인 더 스카이 위드 다이아몬드(Lucy in the Sky with Diamonds)'에서 노래의 제목이자 반복하는 후렴구인 'Lucy in the Sky with Diamons'가 LSD를 뜻한다는 음모론(?)은 꽤 유명하다. 그뿐만 아니라 스팅(Sting) 같은 가수는 자신이 LSD를 복용하고 느낀 기묘한 환각을 공공연히 말한다.

호프만이 체험한 것처럼 LSD는 독특한 효과가 있다. LSD는 복용량에 따라 효과가 조금 다르다. 우선 50-200g를 복용하면 극적인 효과는 발생하지 않는다. 한층 협조적이고 공감이 뛰어난 태도가 생기고 무의식적인 기억과 감정을 잘 떠올리는 정도다. 그래서 1950-1960년대에는 정신분석에 널리 사용했다. 그런데 400g 이상을 복용하면 완전히 다른 현상이 벌어진다. 호프먼이 경험한 것처럼 구토가 동반한 경미한 어지러움으로 시작해서 다양한 색상의 기하학적 문양이 환각으로 나타난다. 주변의 소소한 일에 한층 깊이 공감하고 타인의 감정에 민감해지며 종교적 희열과 유사한 형이상학적 만족감이 밀려온다. 덧붙여 음악이 시각적으로 표현되어 다가오는 것을 경험하게 된다.

LSD의 이런 효과는 세로토닌과 관계있다. 뇌에 작용하는 대표적인 신경전달물질인 세로토닌은 부족할 경우, 우울증 같은 정신질환이 발생한다. 그래서 오늘날 정신과에서 처방하는 많은 약물이 세로토닌의 분비를 조절하거나 세로토닌에 반응하는 뇌의 수용체에 작용한다. 그런데 LSD는 뇌에 훨씬 광범위한 변화를 일으킨다. 간략하게 설명하면 LSD는 뇌의 각 부분이 기능적으로 결합한 방식을 일시적으로 바꾼다. 우선 시상에 작용해서 자신과 타인을 구분하는 방식을 바꾸어 한층 공감하는 태도를 만든다. 또, 평소에는 다소 독립적으로 기능하는 시각중추와 청각중추를 연결시켜 '음악이 눈으로 보인다' 같은 경험을 가능하게 한다. 그리고 편도체(amygdala)에도 작용하는데 편도체는 공포와 불안을 느끼게 하는 역할을 담당한다. 그래서 LSD를 복용하면 불안, 공포, 우울이 감소한다.

이런 이유 때문에 1950년대와 1960년대에는 LSD를 정신분석뿐만 아니라 다양한 정신질환의 치료에 사용하려는 시도가 많았다. 하지만 안타깝게도 당시에는 오늘날과 비교하여 임상시험의 방식이 허술했다. 이중맹검, 코호트연구 같은 객관적이고 신뢰할 수 있는 방법이 임상시험에 확립한 것은 1990년대를 지나서다. 그러다보니 LSD를 이용하여 1950년대와 1960년대에 시행한 임상시험의 대부분은 좋게 말하면 '지극히 아마추어적인 형태', 나쁘게 말하면 '서커스단의 약장수 공연' 같은 수준을 벗어나지 못했다.

그러다가 1970년 미국에서 약물규제법(Controlled Substances Act)을 만들어지면서 LSD를 규제목록 1등급에 분류한다. 남용과 중독의 위험이 있는 약물을 규제하는 목적을 지닌 약물규제법은 위험에 따라 약물을 다섯 단계로 분류한다. 그중에서 1등급은 위험이 아주 커서 어떤 경우에도 의사가 처방하거나 사용할 수 없는 약물이다. 헤로인과 엑스타시처럼 우리가 일반적으로 생각하는 마약이 여기에 해당한다. 이런 변화와 함께 LSD를 의학적으로 사용하려는 시도는 거의 사라졌다. 대신 LSD가 지닌 특이한 효과에 주목하여 대중음악에 종사하는 직업군에서부터 퍼지기 시작했고 점차 이른바 '파티 약물'로 각광받기 시작했다.

그렇다면 LSD는 정말 위험한 약물일까?

4.

2016년 4월 21일 팝 가수 프린스가 자택에서 사망한 상태로 발견되었다. 댄스가수이며 싱어송라이터였고 동시에 뛰어난 기타리스트였던 프린스는 1980년대를 주름잡은 전설이다. 또, 1980-1990년대 대중음악을 이끈 슈퍼스타들이 각가지 기행과 온갖 스캔들에 퇴락하는 동안에도 건실하고 모범적으로 생활했다. 그래서 57세란 상대적으로 이른 시기에 찾아온 갑작스런 죽음에 충격받은 사람이 많았다. 사법기관이 부검을 거쳐 최종적으로 발표한 사인은 '아편 계열 약물에 의한 급성중독'이었다.

그렇다면 프린스는 사망할 때까지 이중생활을 했던 것일까? 모범적이고 건실한 이미지를 겉으로 내세워 교묘하게 대중을 속이고 실제로는 다른 슈퍼스타들처럼 마약에 찌든 삶을 살았을까? 다행히 프린스는 적어도 위선자는 아니었다. 프린스가 오랫동안 옥시콘틴, 펜타닐 같은 마약성 진통제, 이른바 아편 계열 약물을 복용한 것은 틀림없는 사실이었으나 불법적이지는 않았다. 댄스 가수인 프린스는 1980년대부터 온갖 통증에 시달렸고 옥시콘틴과 펜타닐 같은 진통제를 합법적으로 처방받아 복용했다. 프린스를 사망으로 이끈 약물도 합법적으로 처방받은 펜타닐이었으며 사법당국도 '범죄의 혐의가 없음'

으로 종결했다.

그런데 1990년대 이후, 미국에서 합법적으로 처방한 아편 계열 진통제, 특히 옥시콘틴에 의해 중독되어 사망한 사람은 프린스 같은 유명인에 국한하지 않는다. 언론이 '오피오이드 유행(Opioid epidemic)'이란 단어를 만들 만큼 1990년대 후반 이후 미국에서는 의사가 합법적으로 처방한 아편 계열 진통제의 남용과 중독이 심각한 사회문제로 떠올랐다. 그런 재앙의 핵심에는 옥시콘틴을 발매한 제약회사 퍼듀(Purdue pharma.)가 있다. 퍼듀는 강력한 로비를 이용하여 FDA 같은 정부기관의 규제를 피했고 공격적인 마케팅을 이용하여 임상의사를 속였으며, 역시 '퇴임 후 일자리' 같은 당근과 '전방위 압박'이란 채찍으로 사법기관의 수사를 오랫동안 무마하며 마약성 진통제인 옥시콘틴을 '1% 미만에서 중독이 발생합니다', '중독의 위험이 매우 낮습니다' 같은 문구로 선전하며 팔았다. 온갖 종류의 통증, 심지어 편두통이나 타박상처럼 마약성 진통제가 필요하지 않은 환자에게도 옥시콘틴이 남용되었다. 시간이 흐르자 '중독의 위험이 매우 낮습니다', '1% 미만에서 중독이 발생합니다' 같은 말은 모두 새빨간 거짓말로 드러났다. 옥시콘틴에 중독된 사람들 중에 일부는 헤로인 같은 한층 강력한 약물을 찾았고 나머지는 옥시콘틴의 복용량을 늘리고자 노력했다. 어쨌든 두 부류 모두 삶이 파괴되었다. 죽은 사람도 많았고 살아있는 경우도 직장을 잃고 가정이 깨어졌다.

모르핀, 옥시콘틴, 펜타닐 같은 아편 계열 약물과 필로폰 같은 암페타민계열 약물은 뇌의 수용체를 비가역적으로 변화시킨다. 쉽게 말하면 우리가 마약이라 불리는 약물을 한 번이라도 복용하면 뇌 자체가 변한다. 그래서 '호기심으로 딱 한 번'은 가능하지 않다. 담배나 마리화나 정도가 '호기심으로 딱 한 번'이 그나마 가능한 중독성 약물이다. 아편과 암페타민 같은 약물은 한 번이라도 복용하면 뇌의 구조를 바꾸어 신체적 의존성이 발생한다. 또, 아편과 암페타민은 조금만 많이 복용해도 그 자체의 독성으로 사망할 위험이 있다.

반면에 LSD는 신체적 의존성이 매우 약하다. LSD가 주는 강렬한 환각을 잊지 못해서 다시 찾을 가능성이 크지만 '신체적 의존'이 아니라 '습관적 의존'에 해당한다. 또, LSD는 지나치게 많은 양을 복용하지 않으면 독성이 크지 않다. 아편과 암페타민을 과량 복용하면 그 자체의 독성으로 사망하지만 LSD는 그럴 위험이 매우 작다.

그렇다면 LSD는 안전한 약물인가? 그렇지 않다. 신체적 의존성이 매우 약하고 자체의 독성도 매우 낮으나 환각을 일으키는 효과가 매우 강하기 때문이다. 물론 LSD가 만드는 환각의 대부분은 공포스럽지 않다. 아편 혹은 암페타민 같은 약물에 중독되면 결국에는 무시무시한 환각이 찾아오지만 LSD는 다채로운 색상의 기하학적 무늬가 떠오르고 음악이 눈으로 보이며 다른 차원의 인식으로 나아가는 것 같은 환각이 대부분이다. 하지만 LSD가 만든 환각은 매우 강력해서 현실감각을 무너뜨리고 치명적인 사고를 일으킬 위험이 크다. LSD 자체로는 사망하지 않아도 LSD가 만든 환각이 추락, 교통사고, 화재 같은 끔직한 재앙을 만들 수 있다.

하지만 1970년에 갑작스레 LSD를 금지약물로 선언하고 의사의 처방이 있어도 사용하지 못하도록 만든 이유는 아직도 분명하지 않다. 앞서 언급한 펜타닐 같은 약물조차 의사의 처방이 있으면 사용할 수 있다. 심지어 옥시콘틴 같은 경우에는 남용되어 심각한 문제를 일으켰는데 LSD만 지나치게 엄격하게 규제한 것은 아무리 생각해도 이상하다. 그래서 LSD의 규제를 두고 '기존의 정신질환치료제를 생산하던 제약회사들이 로비했다'고 주장하는 음모론도 꽤 많다. 물론 음모론은 음모론일 뿐이지만 이율배반적이게도 2010년대 후반부터 LSD를 합법화하자는 움직임이 거세진 배후에 제약회사가 있다. 기존의 정신질환치료제에 반응하지 않는 환자들, 특히 아프가니스탄과 이라크에서 돌아와 PTSD에 시달리는 군인들에게 LSD를 처방하자는 움직임에는 제약회사가 깊숙이 관련되어 있다. 제약회사 입장에서는 LSD가 '새로운 시장'을 만들 유망한 약물이기 때문이다. 이런 측면을 생각하면 LSD는 확실히 위험한 약물이 틀림없다.

　같은 이유로 이 책에 등장하는 모든 약물이 잠재적으로 '위험한 약물'에 해당한다. 비타민C부터 메스암페타민과 아편, 스테로이드 같은 약물뿐만 아니라 항생제조차 이른바 '시장의 논리'에 크게 영향받기 때문이다. 다시 말해 탐욕스런 기업과 유명세를 바라는 선동가가 대중의 어리석은 욕망을 자극하여 '인류의 건강'을 위해 사용해야 할 약물을 재앙과 비극을 일으키는 수단으로 악용할 위험이 항상 존재한다. 부디 이 짧은 책이 그런 시도를 경고하는 것에 조금이나마 도움이 되기를 바란다.

약빨

1판 1쇄 2023년 3월 20일
ISBN 979-11-92667-16-4

저자 곽경훈
편집 김효진
교정 황진규
디자인 우주상자
펴낸곳 마르코폴로
등록 제2021-000005호
주소 세종시 다솜1로9
이메일 laissez@gmail.com
페이스북 www.facebook.com/marco.polo.livre

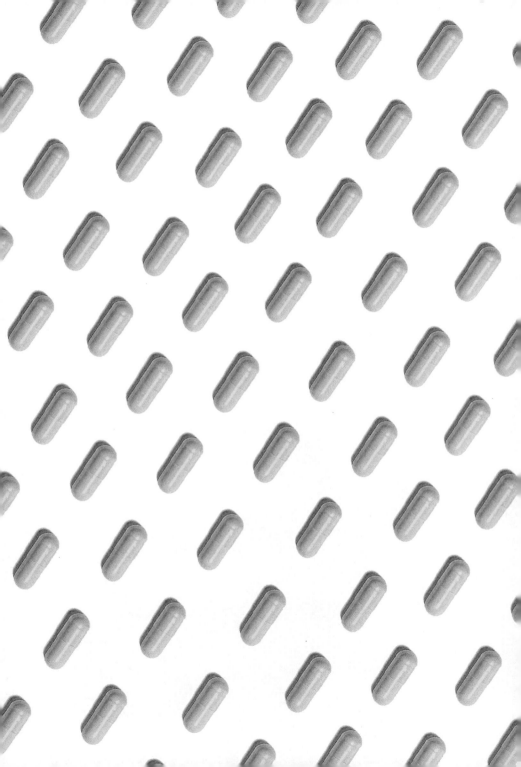

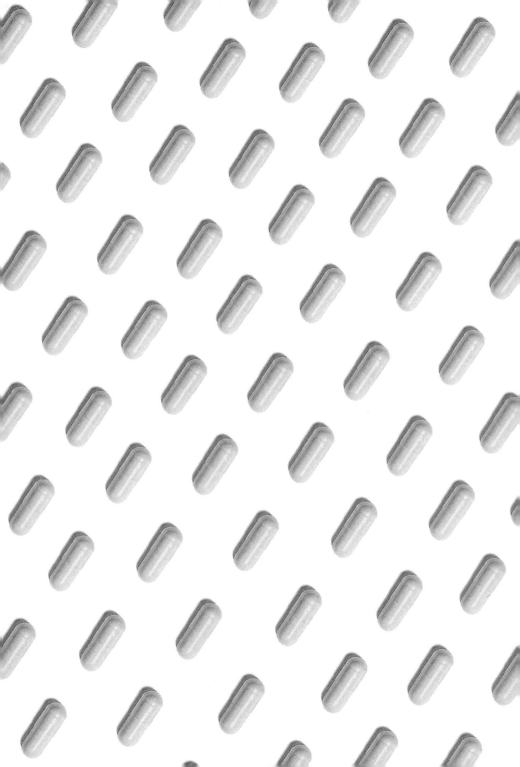